W0259299

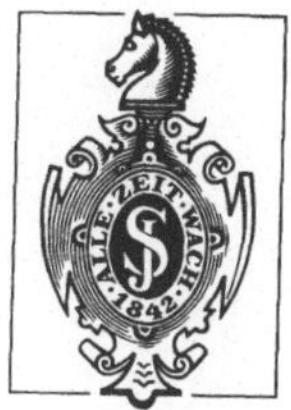
HALLE·ZEIT·WACH
SJ
1842

Therapie des Mammakarzinoms

Herausgegeben von Th. Büchner,
D. Urbanitz und J. van de Loo

Mit Beiträgen von
K. W. Brunner, H.-P. Heilmann, G. A. Nagel,
H. Schmidt-Matthiesen, C. G. Schmidt, H. J. Senn

Mit 13 Abbildungen und 37 Tabellen

Springer-Verlag
Berlin Heidelberg New York Tokyo

Professor Dr. Th. Büchner
Professor Dr. D. Urbanitz
Professor Dr. J. van de Loo

Medizinische Klinik und Poliklinik der Universität,
Albert-Schweitzer-Str. 33
4400 Münster

CIP-Kurztitelaufnahme der Deutschen Bibliothek.
Therapie des Mammakarzinoms / hrsg. von Th. Büchner, D. Urbanitz und J. van de Loo. Mit Beitr. von K. W. Brunner ... – Berlin ; Heidelberg ; New York ; Tokyo : Springer, 1985.

ISBN-13:978-3-540-13778-8 e-ISBN-13:978-3-642-70033-0
DOI: 10.1007/978-3-642-70033-0

NE: Büchner, Thomas [Hrsg.]; Brunner, Kurt W. [Mitverf.]

Fotosatz: Graphischer Betrieb Konrad Triltsch, Würzburg

2127/3020-543210

Vorwort

Der hier vorgelegte Bericht zur „Therapie des Mamma-Karzinoms" hat das Anliegen, eine einheitliche interdisziplinäre Behandlungs-Strategie dieser Krankheit zu fördern und sichtbar zu machen. Aktueller Stand und Perspektiven der Therapie wurden auf der Grundlage einschlägiger Studien dargestellt. Die heutige Kenntnis der Biologie des Mamma-Karzinoms bildet die Basis für das Therapie-Konzept. Der Tumor neigt zur Multizentrizität und zur frühzeitigen Fernmetastasierung. Die lokoregionale Metastasierung ist mehr Indikator als Vorstadium der systemischen Ausbreitung. Diese Erfahrung führte von lokal allzu radikalen operativen und radiotherapeutischen Methoden weg und hin zu frühzeitigen systemischen prophylaktischen bzw. adjuvanten Behandlungsformen. Im individuellen Verlauf zeigt der Tumor eine begrenzte Autonomie und eine vielfältige Abhängigkeit von Bedingungen auf der Seite des Wirtsorganismus. So gehören zu den prognostischen Faktoren nicht nur histologische Merkmale, Hormonrezeptoren und lokoregionale Ausbreitung des Tumors, sondern auch Alter, Menopausen-Status und Allgemeinzustand der Patienten wie auch endokrine Parameter, etwa der Prolaktin-Spiegel. Die Wirksamkeit der Antiöstrogene, Gestagene und Inhibitoren wie Aminoglutethimid zeugen von der endokrinen Steuerbarkeit des Tumors. Das Mamma-Karzinom gehört ferner zu den Tumoren mit gutem Ansprechen auf Zytostatika. Remissionen und Überlebensverlängerung sind eindeutige Erfolge der palliativen Kombinations-Chemotherapie. Eine kurative Potenz scheinen Zytostatika in der adjuvanten Chemotherapie zu haben, soweit aus den Langzeitergebnissen entsprechender Studien, wenigstens für bestimmte Untergruppen, ablesbar. Das komplizierte therapeutische Gesamtkonzept – sowohl bei kurativem als auch bei palliativem Anspruch – stützt sich stark auf die Ergebnisse vergleichender Therapiestudien mit Berücksichtigung der Krankheitsstadien und prognostischen Faktoren. Auf dieser Basis bieten sich Perspektiven nicht nur durch neuentwickelte Therapeutika, sondern auch durch optimale Kombination oder Sequenz vorhandener Mittel.

Die Therapie des Mammakarzinoms als ein zentrales onkologisches Thema anhaltender Aktualität wählte die Deutsche Gesellschaft für Hämatologie zum Schwerpunkt auf ihrer 28. Jahrestagung 1983 in Münster.

Die Herausgeber

Liste der Beitragsautoren

K. W. Brunner
Onkologische Abteilung der Universitätskliniken, Inselspital, CH-3010 Bern, Schweiz

H.-P. Heilmann
Hermann-Holthusen-Institut für Strahlentherapie im Allgemeinen Krankenhaus St. Georg, Lohmühlenstr. 5, 2000 Hamburg 1, FRG

W. Holtkamp
Abteilung Hämatologie/Onkologie, Medizinische Universitätsklinik und Poliklinik der Universität Göttingen, Robert-Koch-Str. 40, 3400 Göttingen, FRG

G. A. Nagel
Abteilung Hämatologie/Onkologie, Medizinische Universitätsklinik und Poliklinik der Universität Göttingen, Robert-Koch-Str. 40, 3400 Göttungen, FRG

C. G. Schmidt
Innere Klinik und Poliklinik, Westdeutsches Tumorzentrum, Hufelandstr. 55, 4300 Essen, FRG

H. Schmidt-Matthiesen
Universitäts-Frauenklinik, Theodor-Stern-Kai 7, 6000 Frankfurt a. M., FRG

H. J. Senn
Medizinische Klinik C, Abteilung Onkologie, Kantonsspital, CH-9007 St. Gallen, Schweiz

H. E. Wander
Abteilung Hämatologie/Onkologie, Medizinische Universitätsklinik und Poliklinik der Universität Göttingen, Robert-Koch-Str. 40, 3400 Göttingen, FRG

Inhaltsverzeichnis

Zur Biologie der Mammakarzinome 1
G. A. Nagel, H. E. Wander, W. Holtkamp

Die operative Behandlung des Mammakarzinoms 15
H. Schmidt-Matthiesen

Adjuvante Chemotherapie beim operablen Mammakarzinom 27
H. J. Senn

Mammakarzinom: Strahlentherapie 45
H.-P. Heilmann

Die internistische Therapie des metastasierenden Mammakarzinoms . . . 51
K. W. Brunner

Rundtischgespräch

Aktuelle Konzepte der Therapie des Mammakarzinoms:
Zusammenfassung des Rundtischgespräches 71
C. G. Schmidt

Sachverzeichnis 81

Zur Biologie der Mammakarzinome

G. A. Nagel, H. E. Wander, W. Holtkamp

Einleitung

In den vergangenen Jahren wurden eine Reihe von Lehrsätzen zur Biologie des Mammakarzinoms und damit auch einige Grundsätze ärztlichen Handelns in Vorsorge, Diagnostik und Therapie neu formuliert. In Tab. 1 werden solche älteren und neueren Auffassungen einander gegenüber gestellt.

Die im wesentlichen von Fisher et al. aufgestellte Hypothese, daß eine lokoregionale Metastasierung einer Fernmetastasierung gleichzusetzen ist, hat zu einer wesentlichen Revision der Konzepte der Primärtherapie des Mammakarzinoms geführt.

In ähnlicher Weise wurden, bedingt durch die Forschungen über die Biologie der Mammakarzinome und Definition prognostischer Untergruppen sehr differenzierte Schemata zur Behandlung metastasierender Mammakarzinome erstellt. Kernpostulat war hier, daß weder der Tumor ein autonomes Wachstum, noch die Chemotherapie eine ausschließliche Eigenwirkung besitzt, sondern daß sowohl Tumorwachstum wie Wirksamkeit von Medikamenten von zusätzlichen Faktoren, genannt Prognosefaktoren, mit beeinflußt werden (Zusammenfassung bei Wander et al. 1984).

Weitere Neuerungen betreffen Mammakarzinome im Spät- und Terminalstadium. Bei diesen konnten neuerdings eindeutig Zusammenhänge zwischen Verlauf, Therapieempfindlichkeit und Prolaktinspiegeln gefunden werden (Holtkamp et al. 1983; Dowsett et al. 1983).

Eine Einteilung der Mammakarzinome nach biologischen Kriterien hat sich demnach an zwei wesentlichen Koordinaten zu orientieren, an Prognosefaktoren und am Krankheitsstadium.

Prognosefaktoren im Frühstadium der Mammakarzinome

Als Frühstadium sei hier jenes Stadium bezeichnet, in dem noch keine Fernmetastasen nachgewiesen und therapeutische Maßnahmen, vor allem auf lokale Heilungen ausgerichtet werden.

Prognosefaktoren im Frühstadium der Mammakarzinome sollen eine Voraussage über den weiteren postoperativen Verlauf, insbesondere über die zu erwartenden rezidivfreien Intervalle und Rezidivraten erlauben. Gelingt es, das Rückfallrisiko einigermaßen abzuschätzen, könnte auch ein individuell abgestimmter Nachbehandlungs- und Nachsorgeplan aufgestellt werden.

In Tab. 2 finden sich Faktoren prognostischer Bedeutung im Frühstadium zusammengestellt. Diese Prognosefaktoren werden ausschließlich am Gewebe (Primär-

Therapie des Mammakarzinoms
Büchner/Urbanitz/van de Loo

Tabelle 1. Ältere und neuere Hypothesen zur Biologie der Mammakarzinome

Früher
Das Mammakarzinom ist ein autonomes malignes Geschehen, das keiner Wachstumskontrolle durch den Wirtsorganismus mehr unterliegt.
Bösartige Veränderungen der Brust stellen eine homogene Krankheitsgruppe – das Mammakarzinom dar.
Die Metastasierung erfolgt spät.
Die Metastasierungswege sind in den Lymphbahnen vorgegeben.
Die Metastasierung erfolgt in konsekutiven Schritten. Absiedlungen bilden sich zunächst lokoregional in den Lymphbahnen, gehen dann auf die Lymphknoten über und streuen von hier aus in die Peripherie.
Lymphknoten haben also eine Barrierenfunktion und damit anatomische Bedeutung.
Die chirurgische Entfernung oder postoperative strahlentherapeutische Sterilisierung von befallenen Lymphknoten ist unabdingbare Voraussetzung für die Heilung primärer Mammakarzinome.
Durch eine Nachbestrahlung können die Ergebnisse der operativen Primärtherapie verbessert werden.
Die Ergebnisse der Primärtherapie des Mammakarzinoms können nicht mehr verbessert werden, es sei denn, bessere Methoden der Früherfassung der Mammakarzinome erlauben mehr frühzeitige Eingriffe im Stadium der ausschließlich lokoregionalen Ausbreitung.
Die Wirksamkeit von Zytostatika ist umgekehrt proportional der Tumorzellmasse. Der optimale Zeitpunkt einer Chemotherapie ist daher der postoperative (adjuvante Chemotherapie), wenn nach Entfernung der großen Tumorzellmasse nur noch wenige Tumorzellverbände im Körper verbleiben, die dann leichter als ein Tumor großen Zellgehaltes mit Zytostatika geschädigt werden können.
Für die adjuvante Chemotherapie geeignet sind vor allem Zytostatika, die sich auch beim fortgeschrittenen metastasierenden Mammakarzinom bewährt haben.
Metastasierende Mammakarzinome nehmen einen relativ gut berechenbaren Verlauf. Unterschiedliche Verläufe erklären sich aus einer biologischen Eigendynamik des Tumors.
Die Ergebnisse der Chemotherapie metastasierender Mammakarzinome hängen im wesentlichen von der Wahl, Dosierung und Applikationsart der Zytostatika ab.
Faktoren, die den Verlauf von Mammakarzinomen mit oder ohne Theapie beeinflussen (prognostische Faktoren) sind für das Ergebnis einer Chemotherapie von untergeordneter Bedeutung.
Es werden im wesentlichen vier Gruppen von Mammakarzinomen unterschieden: – prognostisch relativ günstige – prognostisch relativ ungünstige – hormonabhängige – hormonunabhängige Mammakarzinome.
Östrogen ist das Schlüsselhormon für das Wachstum des endokrin abhängigen Mammakarzinoms.

Heute

Das Mammakarzinom ist ein malignes Geschehen begrenzter Autonomie. Sein Wachstum kann auch noch im Spätstadium durch den Wirtsorganismus entscheidend beeinflußt werden.

Bösartige Veränderungen der Brust sind eine heterogene Krankheitsgruppe, die besser als Mammakarzinome bezeichnet werden. Die einzelnen Unterguppen der Mammakarzinome zeichnen sich durch unterschiedliche spontane biologische Verläufe und Therapieempfindlichkeit aus.

Die Metastasierung findet schon sehr frühzeitig statt.

Die Metastasierung erfolgt relativ unberechenbar, sowohl über den Blut- wie über den Lymphweg.

Der Nachweis einer lokoregionären Metastasierung ist der Indikator einer stattgefundenen Fernmetastasierung. Lymphwege und Lymphknoten haben nur eine eingeschränkte Barrierenfunktion. Die Tatsache, daß Lymphknoten befallen sind, ist weniger Ausdruck einer lokoregionalen Aussaat als einer nicht oder nicht mehr funktionierenden allgemeinen tumorgerichteten Abwehrleistung des Körpers. Dieser hat eine allgemeine Metastasierung zugelassen, welche sich im Befall von Lymphknoten spiegelt.

Lymphknoten haben keine wesentliche Barrierenfunktion, ihre Bedeutung ist eine biologische.

Wenn der Befall von Lymphknoten Spiegel einer Fernmetastasierung ist, kann keine Heilung durch ausschließlich lokale chirurgische und/oder strahlentherapeutische Behandlung bei lymphknotenpositiven Tumoren erwartet werden. Die Spätergebnisse der Primärtherapie hängen entsprechend nicht von ihrer Radikalität, sondern nur von der Frage ab, ob zum Zeitpunkt der Primärbehandlung Fernmetastasen vorliegen oder nicht.

Eine Nachbestrahlung kann die Anzahl lokoregionaler Rezidive senken. Sie hat jedoch keinen Einfluß auf Spätergebnisse oder Überlebensraten.

Die Ergebnisse der chirurgischen und strahlentherapeutischen Primärtherapie können durch die frühzeitige Kombination der klassischen lokoregionalen Verfahren mit systemischen Maßnahmen verbessert werden.

Die Ergebnisse der adjuvanten Chemotherapie entsprechen nicht den Erwartungen. Es muß beim Mammakarzinom Faktoren geben, die eine relativ hohe Chemotherapieresistenz kleiner Tumorzellverbände bedingen. Nur bei einzelnen Untergruppen von Mammakarzinomen lassen sich die Ergebnisse der chirurgischen Primärtherapie verbessern.

Für die medikamentöse Behandlung von Mammakarzinomen mit kleiner Zellzahl scheinen die gängigen Zytostatikakombinationen weniger gute Ergebnisse zu geben, als bei fortgeschrittenen Karzinomen.

Der Spontanverlauf metastasierender Mammakarzinome ist nur bedingt berechenbar. Sehr variable Verläufe sind nicht nur Ausdruck der biologischen Eigendynamik von Tumoren, sondern auch von Wirtsfaktoren, die das Tumorwachstum regulieren.

Die Ergebnisse der Chemotherapie sind nur bedingt Funktionen von Zytostatika. Sie werden außerdem durch den Spontanverlauf des Tumors, also auch von therapeutisch wirksamen Cofaktoren des Wirtsorganismus beeinflußt.

Prognostische Faktoren sind für das Ergebnis einer Chemotherapie von entscheidender Bedeutung.

Für die gängige therapeutische Praxis genügt die alte Gliederung in vier Untergruppen. Ob es jedoch weiterhin gerechtfertigt ist, hormonabhängige von hormonunabhängigen Tumoren zu unterscheiden, bedarf der Überprüfung.

Diese Sicht ist zu eng. Neuere Beobachtungen scheinen auf eine zentrale Bedeutung von Prolaktin hinzuweisen.

Tabelle 2. Prognosefaktoren im Frühstadium des Mammakarzinoms (Übersicht bei Kaufman 1983; Millis 1983)

Lymphknotenbefall	Gefäßinvasion
– Zahl der Lymphknoten	– Lymphgefäße
– Lymphknotengruppe	– Blutgefäße
– Kapseldurchbruch	
– Größe der Metastasen	Rezeptoren
	– Östrogenrezeptor
Histologischer Tumortyp	– Progesteronrezeptor
– Tumorgröße	
	Proliferationsrate
Malignitätsgrad ("Grading")	– Labeling-Index
– Kern Grading	– Adriamycin-Uridin-Inkorporations-Assay
– histologisches Grading	

Tabelle 3. Rezidivraten beim in kurativer Absicht operierten Mammakarzinom bezogen auf axillären Lymphknotenbefall

Axillärer Lymphknotenbefall	Rezidivrate in % nach		Überlebensrate in % nach	
	5 Jahren	10 Jahren	5 Jahren	10 Jahren
N_0	18	28	78	65
N 1–3	50	64	62	38
N≧4	79	86	32	13
alle Patientinnen	45	50	61	46

Tabelle 4. Prognostische Bedeutung der axillären Lymphknotenmetastasierung bezogen auf kaudale, mediane, apikale Lymphknoten

	20-Jahres-Überlebensrate, %
Lymphknoten negativ	65
Lymphknoten positiv	
– nur kaudale Gruppe	38
– mediale Gruppe	31
– apikale Gruppe	11

Tabelle 5. Prognostische Bedeutung des Lymphknotenkapseldurchbruchs bei axillären Lymphknotenmetastasen (nach Millis 1983)

	10-Jahres-Überlebensrate, %
Lymphknoten negativ	72
Lymphknoten positiv	
– ohne Kapselbefall	52
– mit Kapselbefall/Durchbruch	19

tumor, Lymphknoten, Gefäße) abgelesen. Es gibt im Frühstadium der Mammakarzinomerkrankung noch keine biochemischen oder dem Wirtsorganismus zugeordneten biologischen Parameter von prädiktivem Wert.

Die postoperative Prognose hängt bezüglich Rezidiv und Heilungsraten wahrscheinlich vor allem davon ab, ob zum Zeitpunkt des Eingriffs eine Dissemination stattgefunden hat oder nicht. Es gibt heute noch keine sichere Möglichkeit, eine stattgefundene Fernmetastasierung zu beweisen oder auszuschließen.

Eine recht gute Korrelation besteht allerdings zwischen axillärem Lymphknotenbefall und Überlebenszeiten. Von Bedeutung ist dabei neben der Zahl der befallenen Lymphknoten (Tab. 3) auch die axilläre Ausbreitung (Tab. 4), das Vorhandensein oder Fehlen des Kapseldurchbruchs (Tab. 5) und offensichtlich auch die Größe der Lymphknotenmetastasen. Letzterer Punkt ist allerdings, was den Durchmesser von Mikrometastasen anbelangt, noch strittig. Patienten mit Mikrometastasen von einem Durchmesser kleiner als 1,3–2 mm scheinen eine ebenso gute Prognose zu haben, wie solche mit negativen Lymphknoten (Huvos et al. 1971; Attiyeh et al. 1977; Fisher et al. 1978; Millis 1983).

Eine genauere Aufschlüsselung der Rezidivraten bezogen auf die Anzahl metastatisch befallener Lymphknoten wurde von Millis 1983 publiziert. Es finden sich mehr Rezidive pro Zeiteinheit bei den Patientengruppen mit ausgeprägterem Lymphknotenbefall. Betrachtet man nur jene Untergruppe von Patientinnen, die rezidivieren, ist das durchschnittliche postoperative rezidivfreie Intervall um so kürzer, je mehr axilläre Metastasen gezählt werden. In der Zahl axillärer Lymphknoten spiegelt sich demnach ein grundsätzlich unterschiedliches biologisches Verhalten verschiedener Mammakarzinome wieder. Die einen sind rasch proliferativ und metastasierungsfreudig, die anderen langsam proliferativ und längere Zeit örtlich begrenzt. Die Länge des freien Intervalls wirkt sich ebenfalls auf die Ansprechbarkeit des Tumors auf hormonelle Maßnahmen aus.

Vom Rezeptorstatus abgesehen ist nicht sicher, ob die übrigen, in Tab. 2 genannten histopathologischen Prognosefaktoren eine vom Lymphknotenbefall unabhängige prognostische Eigenbedeutung besitzen oder nicht nur unterschiedlicher Ausdruck ein und derselben biologischen Grundkonstellation sind. Jedenfalls ist es trotz verschiedener Versuche bisher nicht gelungen, die prognostische Aussagekraft des Lymphknotenbefalls durch Bildung eines „prognostic score“ d.h. Varianzanalyse unter Einbezug zahlreicher histopathologischer Kriterien entscheidend zu verbessern (Haybittle et al. 1982; Millis 1983).

Der Rezeptorstatus, Östrogen- und/oder Progesteronrezeptor, hat für die Behandlung des Mammakarzinoms im Frühstadium bisher keine sichere praktische Bedeutung erlangt. Weil er jedoch eine Voraussage über die Hormonempfindlichkeit eines Tumors zuläßt, kann er möglicherweise die Wahl einer postoperativen adjuvanten Hormontherapie mit beeinflussen. Laufende Studien erlauben hierzu noch keine abschließende Stellungnahme. Der Rezeptorstatus korreliert jedoch mit Überlebensraten: Patientinnen mit rezeptorpositiven Tumoren, auch solche mit positiven Lymphknoten, haben eine höhere Lebenserwartung als Patientinnen mit rezeptornegativen Tumoren. Dies gilt aber nur, wenn diese Patientinnen auf eine Hormontherapie ansprechen. Patientinnen mit rezeptorpositiven Tumoren, die gegenüber einer Hormontherapie resistent sind, weisen gleiche Überlebensraten auf, wie Patientinnen mit rezeptornegativen Tumoren. Weiterhin läßt der Rezeptorstatus keine Aussage bezüglich des postoperativen rezidivfreien Intervalls zu. Diese Befunde wurden kürzlich zusammengefaßt (Howell et al. 1984).

Prognostische Faktoren im Spätstadium der Mammakarzinome

Wie aus Tab. 6 hervorgeht, hat es sich aus Gründen einer therapeutischen Pragmatik bewährt, bei metastasierenden Mammakarzinomen zwei wesentliche Prognosegruppen zu unterscheiden, eine relativ günstige neben einer prognostisch relativ ungünstigen. Zur günstigen Gruppe gehören vor allem die hormonempfindlichen Tumoren, weswegen hier auch mit einer Hormontherapie begonnen wird. Demgegenüber wird die primäre Zytostatikatherapie an prognostisch ungünstigen, relativ hormonresistenten Gruppen vorbehalten. Wie im Anschluß an die Zuordnung zu den Prognosegruppen therapeutisch im Einzelfall verfahren wird, zeigt das Flußdiagramm in Tab. 7.

Im folgenden soll die Bedeutung der wichtigsten Prognosefaktoren im Spätstadium kurz in Anlehnung an frühere Mitteilungen (Nagel et al. 1983, Wander et al. 1984) zusammengefaßt werden.

Tabelle 6. Klinisch relevante Prognosegruppen metastasierender Mammakarzinome. Liegen mindestens eines der ersten vier oder zwei der übrigen ungünstigen Prognosemerkmale vor, ist die Prognose in der Regel als ungünstig anzusehen.
ER+ = Östrogenrezeptor über 10 fmol/mg
PGR+ = Progesteronrezeptor über 10 fmol/mg (nach Wander et al. 1984)

Relativ günstige Prognose	Relativ ungünstige Prognose
1. ER+, PGR+	1. Rezeptoren negativ
2. Metastasierungstyp: lokal, Weichteile Knochen ipsilat. Pleuraerguß	2. Gemischte oder viscerale Metastasierung (z. B. Leber-Hirnmetastasen)
3. Langsames Tumorwachstum	3. Rasches Tumorwachstum
4. Tubuläres Mamma-Ca. mucinöses Mamma-Ca. papilläres Mamma-Ca. medulläres Mamma-Ca.	4. Inflammatorisches Mamma-Ca.
5. Freies Intervall > 2 J.	5. Freies Intervall < 2 J.
6. Menopausenstatus: > 5 J. Postmenopause Prämenopause	6. Menopause bis 5 J. Postmenopause
7. Guter Allgemeinzustand, ambulant (Karnofsky Index > 70)	7. Schlechter Allgemeinzustand besond. Gewichtsverlust, Fieber, Bettlägerigkeit
8. Laborwerte normal	8. BKS sehr hoch, Panzytopenie Hyperprolaktinämie
9. Kein familiäres Mamma-Ca.	9. Familiäres Mamma-Ca.
10. keine Vorbehandlung mit Hormon/Chemotherapie oder Hormonbehandlung mit Remission, Ansprechen auf vorangegangene Therapie	10. Vorbehandlung mit Hormon/Chemotherapie, Hormonbehandlung ohne Erfolg, ausgedehnte Vorbestrahlung, kein Ansprechen auf vorangegangene Therapie

Tabelle 7. Therapieentscheid aufgrund der prognostischen Zuordnung der Patientin. Übergang auf den nächsten Therapieschritt nach primärem oder sekundärem Versagen der vorangegangenen Therapie

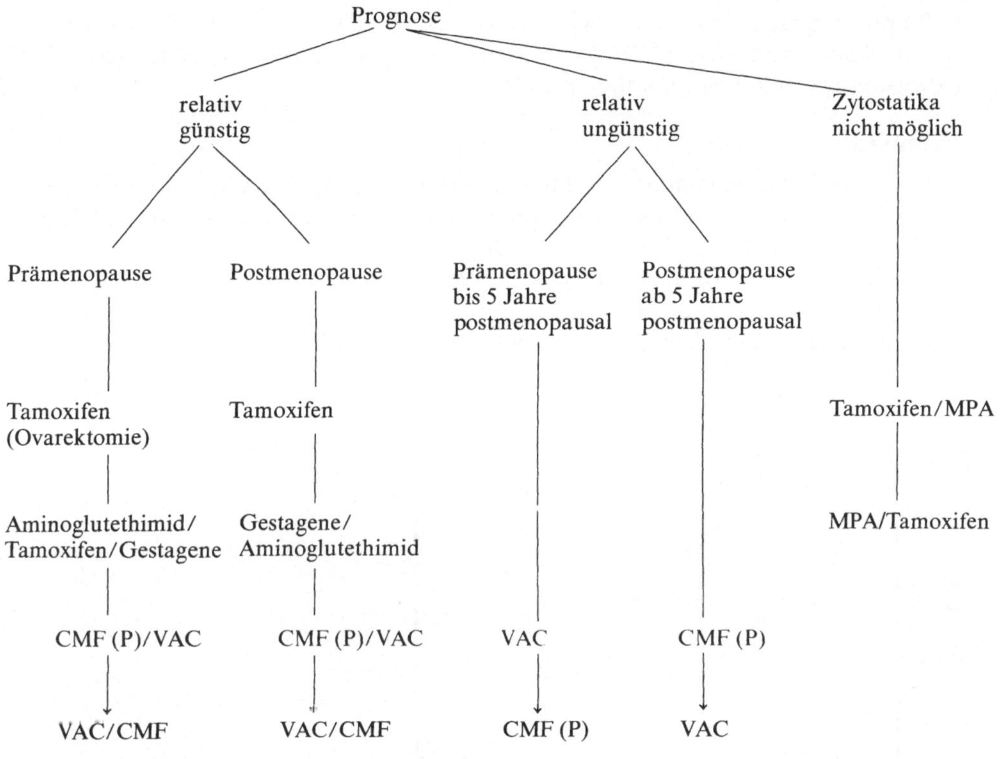

- Medikamente dritter Wahl, z. B. hochdosierte Gestagene (auch bei Lebermetastasierung möglich), Mitomycin C etc.
- Experimentelle Chemo- oder Hormontherapie
- Symptomatisch

Tabelle 8. Beziehung zwischen Tumor-Östrogenrezeptorgehalt und Ansprechen auf Hormontherapie

Rezeptor-Gehalt	Ansprechen
< 10 fmol	9%
< 20 fmol	30%
< 50 fmol	63%
> 50 fmol	77%

Rezeptorstatus

Bezüglich der Hormontherapie ist der Rezeptorstatus der wesentlichste Prognosefaktor. Rezeptoren müssen routinemäßig schon bei der Primärbehandlung, geschah dies nicht, wenn möglich aus Metastasenbiopsien bestimmt werden. Rezeptornegative Tumoren sprechen praktisch nicht auf eine Hormontherapie an. Je höher der Rezeptorgehalt – gemessen in Femtomol/mg Protein – ist, um so höher ist auch die Remissionsrate unter Hormontherapie (Tab. 8).

Metastasierungstyp

Die prognostische Bedeutung des Metastasierungstyps ist schon seit längerer Zeit bekannt. Eine Gegenüberstellung des prognostisch günstigen, monotopen, mit dem gemischt ossär visceralen Metastasierungstyp (Abb. 1) läßt jedoch den Schluß zu, daß sich mit den heutigen therapeutischen Möglichkeiten der Zytostatikabehandlung die Prognose der Mammakarzinome, was die Überlebenszeit anbelangt, nur in den ersten 2 Jahren ab Therapiebeginn entscheidend verbessern läßt.

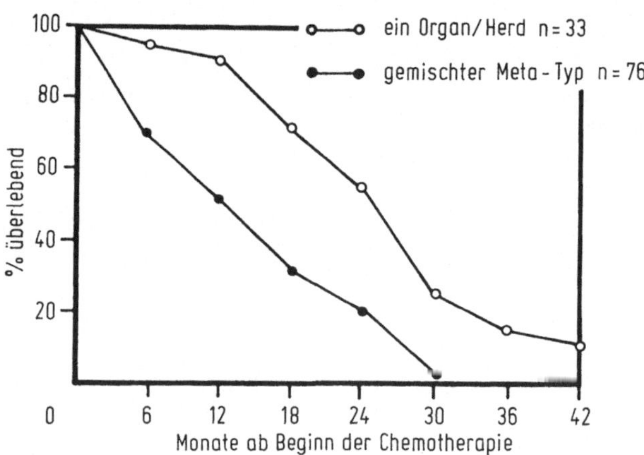

Abb. 1

Freies Intervall; Wachstumsgeschwindigkeit

Das Intervall zwischen Primärtherapie bzw. Diagnosestellung und dem Auftreten von Metastasen ist ein Indikator für die Wachstumsgeschwindigkeit des Tumors. Je entdifferenzierter das Karzinom, um so rascher sein Wachstum und niedriger sein Rezeptorgehalt. Das freie Intervall ist allerdings nur für die Hormontherapie von prognostischer Bedeutung. In der Analyse des eigenen Krankengutes hat das freie Intervall bezüglich Ergebnissen der Zytostatikatherapie keine signifikante Bedeutung mehr. Die Erklärung hierfür ist, daß durch die intensive Zytostatikatherapie nur die Prognose der spontan ungünstig verlaufenden Fälle verbessert und derjenigen der spontan günstigeren Verlaufsform angepaßt wird, während die Prognose der spontan günstig verlaufenden Mammakarzinome nicht in dem gleichen Maße verbessert werden konnte.

Menopausenstatus

In früheren Serien findet man noch den Menopausenstatus – prämenopausal versus postmenopausal – als prognostisch relevant angegeben. Heute wissen wir, daß das Menopausenalter selbst keine eigene prognostische Bedeutung besitzt. Eine Ausnahme macht nur die Patientinnengruppe, die in den ersten fünf Jahren nach Sistieren der Regelblutung ihr primäres und metastasierendes Mammakarzinom entwikkelt (perimenopausales Mammakarzinom). Diese Patientinnen haben eine durchwegs etwas ungünstigere Prognose. Ansonsten ist der Menopausenstatus irrelevant. Daß die Prognose der Patientinnen mit prämenopausalem Mammakarzinom insgesamt schlechter ist, als die der postmenopausalen Patientinnen, hat nichts mit dem Menopausenalter an sich zu tun, sondern mit der Tatsache, daß prognostisch ungünstige Konstellationen insbesondere Rezeptornegativität, rasches Tumorwachstum, familiäres Vorkommen etc. in der Prämenopause häufiger anzutreffen sind. Postmenopausal (mehr als 5 Jahre) steigt der Prozentsatz rezeptorpositiver Tumoren an. Am seltensten werden hoch-rezeptorpositive Tumoren innerhalb von 5 Jahren

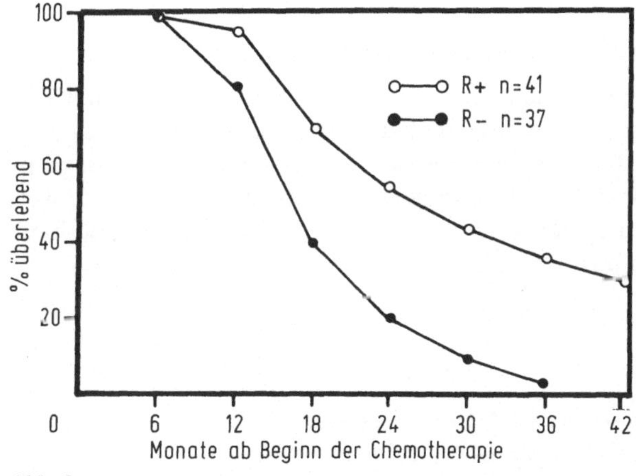

Abb. 2

nach der letzten Regelblutung, sowie beim familiären und inflammatorischen Mammakarzinom gefunden. Wählt man nur solche Patientinnen mit bekanntem Rezeptorstatus und nach erfolgreicher Hormon- oder Chemotherapie aus, ergeben sich günstigere Verlaufsformen für die rezeptorpositiven Fälle (Abb. 2).

Ansprechen auf Systemtherapie, familiäres Mammakarzinom

Die Art des Ansprechens auf eine Systemtherapie – Remission, No-change oder Progression – selbst gilt ebenfalls, wie lange bekannt, als Prognosefaktor. Patientinnen mit Remission leben im Durchschnitt zwölf Monate länger als solche mit therapierefraktären Tumoren (Abb. 3). Allerdings gehen in diese Auswertung zahlreiche weitere Prognosefaktoren mit ein. Hervorzuheben ist in diesem Zusammenhang der ungünstige Verlauf familiärer Mammakarzinome: es liegen nicht nur die Remis-

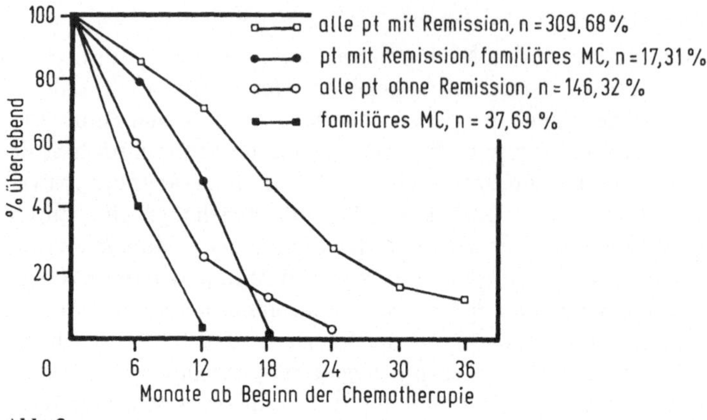

Abb. 3

sionsraten niedriger, sondern auch die mittleren Remissionsdauern und somit Überlebenszeiten.

Kombination von Prognosefaktoren, familiäres Mammakarzinom

Ein Krankengut läßt sich nun in sehr viele kleine Untergruppen aufschlüsseln, wenn man verschiedene Prognosefaktoren kombiniert betrachtet. In Abb. 4 werden Verläufe der prognostisch günstigsten den prognostisch ungünstigsten Prognosegruppen gegenübergestellt. Familiäres Mammakarzinom und Hyperprolaktinämie weisen hier auf die mögliche Existenz einer genetisch fixierten endokrinen Regulationsstörung beim Mammakarzinom hin.

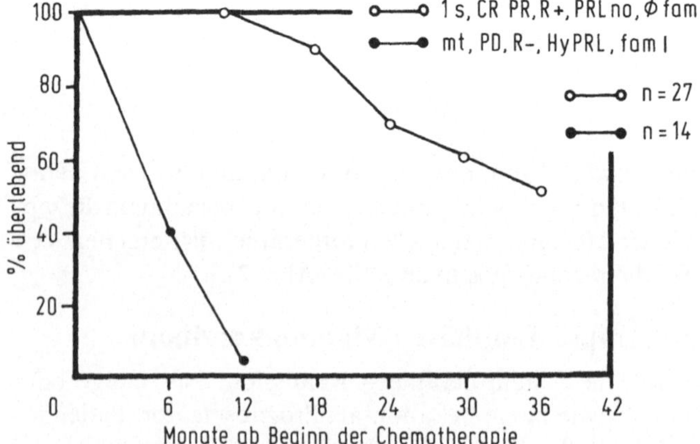

Abb. 4. Verläufe von 2 Prognosegruppen. 1s: 1 Organ befallen; CR, PR: Remissionen; R+: Rezeptor pos.; PRL no: Prolaktin normal; ∅ fam: nicht familiär; mt: gemischter Organbefall; PD: Progredienz; R–: Rezeptor neg.; HyPRL: Hyperprolaktinämie; fam I: Familiäres Mamma Ca.

Prognosefaktoren im Terminalstadium

Die Definition des Terminalstadiums der Mammakarzinome ist wiederum, wie die des Früh- und Spätstadiums arbiträr: es ist die Phase der letzten therapeutisch nicht mehr beeinflußbaren, mit dem Tode endenden Krankheitsprogredienz.

Es fehlt noch an systematischen Untersuchungen zu Prognosefaktoren in diesem Stadium, nicht aber an interessanten Fragestellungen

- welche Faktoren bedingen eine Hormon- oder Zytostatikaresistenz in diesem Stadium
- welche Prognosefaktoren des Spätstadiums bestimmen auch noch den Verlauf im Terminalstadium
- muß die Wahrscheinlichkeit der Irreversibilität des Leidens als systemimmanent und damit als gleich Null angenommen werden? Wäre dem so, wäre jeder Therapieversuch obsolet und wäre es von größter Bedeutung, Kriterien zur Definition eines Terminalstadiums zur Hand zu haben
- darf bei dieser Irreversibilität des Leidens schließlich doch von einem Versagen letzter Abwehrmöglichkeit des Organismus bzw. einer Autonomie des Tumors gesprochen werden?

Diese Fragen sind nicht nur von theoretischem Interesse, sondern ihre Beantwortung könnte zu einem besseren Verständnis der Biologie und Therapie dieser Tumoren führen.

In eigenen Untersuchungen haben wir Hinweise gewonnen, daß der Krankheitsverlauf der Mammakarzinome im Spätstadium, besonders aber im Terminalstadium mit bestimmten Stoffwechselentgleisungen zusammenhängt. Zunächst fiel auf, daß Mammakarzinome von Patientinnen mit Hyperprolaktinämie häufiger als normoprolaktinämische chemotherapieresistent waren (Nagel et al. 1981). Weitere Untersuchungen (Holtkamp et al. 1983) ergaben folgende Befunde:

Hyperprolaktinämien finden sich nicht bei Patientinnen mit gutartigen Brustveränderungen oder in Mammakarzinomfrühstadien, sondern nur im metastasierenden Krankheitsstadium.

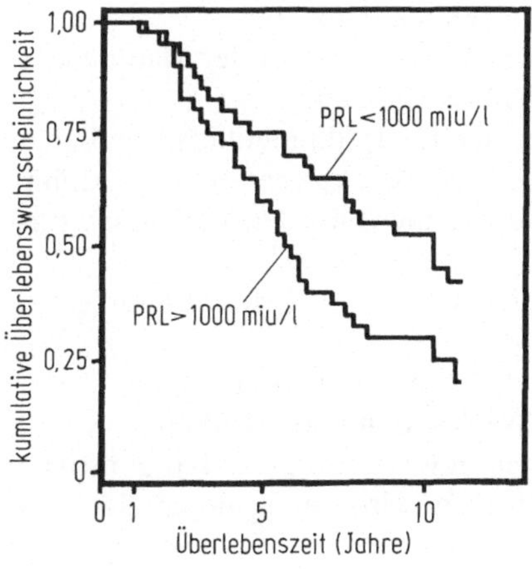

Abb. 5. Prognose postoperativ abhängig von nachgewiesener oder fehlender Hyperprolaktinämie im Verlauf der Erkrankung

- Patientinnen, die irgendwann nach der Operation eine Hyperprolaktinämie entwickeln, weisen eine ungünstigere Prognose auf als Patientinnen mit sogenanntem normoprolaktinämischen Mammakarzinom (Abb. 5).
- Eine Hyperprolaktinämie ist in der Regel mit einer Progredienz des Mammakarzinoms assoziiert. Bei Patientinnen in Remission ist eine sich ausbreitende Hyperprolaktinämie früher Indikator eines inzipienten Rezidivs.
- Chemotherapie- und Hormontherapieergebnisse sind bei Hyperprolaktinämie schlechter als bei Normoprolaktinämie (Aldinger 1978; Willis et al. 1977).
- Führt eine Chemotherapie zum Erfolg, normalisieren sich ebenfalls Prolaktinspiegel.
- Bei Patientinnen mit Hyperprolaktinämie ist das Prolaktin durch Bromocriptin oder Metergolin relativ leicht zu unterdrücken. Dies spricht für eine hypophysär regulierbare Prolaktinherkunft und gegen eine autonome Prolaktinsekretion durch den Tumor selbst.

Wie es bei metastasierenden progredienten Mammakarzinomen zur Hyperprolaktinämie kommt, ist noch nicht geklärt. Sie ist jedenfalls nicht medikamentös bedingt. Nach gegenwärtiger Auffassung scheint sich im Terminalstadium des Mammakarzinoms folgender circulus vitiosus zu entwickeln: Tumorproliferation, Bildung von BPF (breast cancer prolactinogenic factor), Hyperprolactinämie, Tumorstimulation etc. Daß eine Tumorstimulation durch Prolaktin angenommen werden darf, zeigen nicht nur die fulminanten Verläufe hyperprolaktinämischer Mammakarzinome, sondern auch in vitro Daten: Prolaktin-rezeptorpositive Mammakarzinome lassen sich in vitro durch Prolaktinzugabe zum Wachstum anregen (Morgan et al. 1977).

Schlußfolgerungen

Im Laufe der Entwicklung von Mammakarzinomen scheint es zwei entscheidende Stufen zu geben: der Übergang vom lokalen Tumor im Frühstadium zum metastatischen und von diesem Spätstadium, in welchem das Tumorwachstum noch kontrollierbar ist, hinüber zum unkontrollierbaren autonomen Wachstum im Terminalstadium.

Diese Unterscheidung erscheint aus mehreren Gründen berechtigt:

- Es sind immer wieder andere Prognosefaktoren, die den Verlauf der Mammakarzinome in den verschiedenen Krankheitsstadien beeinflussen
- Prognosefaktoren im Frühstadium, vor allem der Lymphknotenbefall verlieren ihre prognostische Bedeutung im Spätstadium. Prognosefaktoren im Spätstadium, wie z. B. der Rezeptorstatus besitzen keine Relevanz mehr für den Verlauf im Terminalstadium
- Reversibilität der Erkrankung (Heilungsmöglichkeit) ist im Frühstadium gegeben, nicht im Spät- oder Terminalstadium
- Die Chemo- oder Hormontherapie ist in der Spätphase wirksamer als in der Frühphase und unwirksam in der Terminalphase des Mammakarzinoms
- Die im Frühstadium noch mögliche Unterscheidung von prognostisch günstigen von prognostisch ungünstigen Mammakarzinomen wird im späteren Stadium mehr und mehr verwischt.

Man hat noch keine genaue Erklärung, was biologisch betrachtet mit dem Tumor oder Wirt in diesen Umschaltphasen vor sich geht. Die Vorstellung, daß der Körper lange Zeit eine effektive Abwehrleistung erbringt und das Angehen von Metastasen verhindert, dann aber abwehrgeschwächt wird und die Metastasierung zuläßt, ist zwar ausgesprochen attraktiv, aber nicht belegt. In der Frühphase der Erkrankung konnte man keinerlei hormonale oder immunologische Störungen nachweisen. Auch zahlreiche Versuche in Spätstadien derartige Abwehrschwächen zu finden, schlugen fehl.

Einzig die neuen Ergebnisse der Prolaktinbestimmungen im Terminalstadium geben gewisse Hinweise, daß doch Faktoren existieren müssen, die den Verlauf der Mammakarzinome über die ganze Krankheitsphase hin regulieren. Derartige übergeordnete hypophysäre oder hypothalamische Regelmechanismen auf neuroendokriner Ebene wurden bisher jedoch noch nicht untersucht. Denkbar wäre, daß Mammakarzinome im Laufe des Wachstums zunehmend Faktoren produzieren, die solche Regelmechanismen verändern. Die steigende Häufung der Hyperprolaktinämie mit fortschreitender Erkrankung, entstehend durch die Produktion eines immer noch postulierten BPF, stützt solch eine Hypothese.

In jedem Stadium der Erkrankung wird aber nicht nur der Spontanverlauf des Mammakarzinoms, sondern auch das Ergebnis einer Therapie durch prognostische Faktoren beeinflußt. Die Erhebung solcher prognostischer Faktoren bildet deswegen heute einen wichtigen Bestandteil eines jeden Therapieentscheids insofern, als durch die Konstellation von Prognosefaktoren im Einzelfall ein zunächst schematisch vorgegebenes Therapiekonzept der individuellen Krankheitssituation einer jeden Patientin angepaßt werden kann.

Zusammenfassung

Das Mammakarzinom kann heute nicht mehr als autonom wachsender Tumor verstanden werden. Es bestehen enge Wechselwirkungen zwischen Wirtsorganismus und Tumor. Faktoren, die solche Wechselwirkungen, Tumorverläufe und Ergebnisse der Therapie beeinflussen, sind prognostische Faktoren. Für jedes Stadium der Erkrankung – Frühstadium nicht metastasiert, metastasierendes Spätstadium, therapeutisch nicht mehr beeinflußbares Finalstadium – existieren eigene Prognosefaktoren. Ein übergeordnetes Prinzip der Regulation des Mammakarzinomwachstums in anderen Stadien der Erkrankung wurde bisher nicht gefunden. Auf Neuentwicklungen der Prolaktinsekretion wird hingewiesen.

Literatur

1. Aldinger, K.: TSH and prolactin levels in breast cancer. Archs intern. Med. 138:1638–1641 (1978)
2. Attiyeh, F. F., Jensen, M., Huvos, A. G. and Fracchia, A.: Axillary micrometastasis and macrometastasis in carcinoma of the breast. Surgery Gynec. Obstet. 144:839–842 (1977)
3. Dowsett, M., McGarrick, G. E., Harris, A. L., Coombes, R. C., Smith, I. E. and Jeffcoate, S. L.: Prognostic significance of serum prolactin levels in advanced breast cancer. Br. J. Cancer 47:763–769 (1983)

4. Fisher B., Redmond, C., Fisher, E. R. and Participating NSABP Investigators: The contribution of recent NSABP clinical trials of primary breast cancer therapy to an understanding of tumor biology – An overview of findings. Cancer 46: 1009–1025 (1980)
5. Fisher, E. R., Palekar, A., Rockett, H., Redmond, C. and Fisher, B.: Pathologic findings from the National Surgical Adjuvant Breast Cancer Project (Protocol No. 4) V. Significance of axillary nodal micro- and macrometastases. Cancer 42:2032–2038 (1078)
6. Haybittle, J. L., Blamey, R. W., Elston, C. W., Johnson, J., Doyle, P. J., Campbell, F. C., Nicholson, R. I. and Griffiths, K. A.: Prognostic index in primary breast cancer. Br. J. Cancer 45:361–366 (1982)
7. Holtkamp, W., von Heyden, D., Rauschecker, H. and Nagel, G. A.: Plasma-Prolactin-Konzentrationen bei Mammakarzinomen in verschiedenen Stadien bei Mastopathie und anderen malignen Tumoren. Schw. med. Wschr. 113:1513–1520 (1983)
8. Howell, A., Harland, R. N. I., Bramwell, V. H. C., Swindell, R., Barnes, D. M., Redford, J., Wilkinson, M. J. S., Crowther, D. and Sellwood, R. A.: Steroid-Hormone Receptors and Survival after first relapse in breast cancer. The Lancet, March 17, 588–591 (1983)
9. Huvos, A. G., Hutter, R. V. P. and Berg, J. W.: Significanc of axillary micrometastases and macrometastases in mammary cancer. Ann. Surg. 173: 44–46 (1971)
10. Millis, R. R.: Histopathologische prognostische Faktoren beim Mammakarzinom. In: Kubli, Nagel, Kadach, Kaufmann, Neue Wege in der Brustkrebsbehandlung, Akt. Onkologie 8, 79–90 (Zuckschwerdt-Verlag, München, Bern, Wien 1983)
10a. Morgan, L. and Hobbs, J. R.: Prolactin receptors in human breast tumors. Proc. Soc. Endocrin: J. Endocrin. 73: 170 (1977)
11. Nagel, G. A. Holtkamp, W. and Wander, H. E.: Biologische und klinische Prognosefaktoren metastasierender Mammakarzinome. In: Kubli, Nagel Kadach, Kaufmann, Neue Wege in der Brustkrebsbehandlung, Akt. Onkologie 8, 91–105 (Zuckschwerdt-Verlag München, Bern, Wien 1983)
12. Nagel, G. A., Wander, H. E. und Blossey, Ch.: Hyperprolaktinämie beim metastasierenden Mammakarzinom. Schweiz. med. Wschr. 111:1977–1979 (1981)
13. Wander, H. E. und Nagel, G. A. (Hrsg.): In: Mammakarzinome – Vorsorge, Therapie, Nachsorge, Besondere Fragestellungen. (Zuckschwerdt-Verlag, München, Bern, Wien 1984)
14. Willis, K. J., London, D. R., Ward, H. W. C., Butt, W. R., Lynch, S. S. and Rudd, B. R.: Recurrent breast cancer treated with the antioestrogen tamoxifen: correlation between hormonal changes and clinical course. Br. med. J. 1:425–428 (1977)

Die operative Behandlung des Mammakarzinoms

H. Schmidt-Matthiesen

Allgemeines

Für die operative Behandlung des Mammakarzinoms gilt naturgemäß das bekannte Grundprinzip jeglicher Krebsbehandlung: Berücksichtigung des *Primärtumors*, der *Abflußwege* und schließlich der *regionären Lymphknoten.*

Bevor das operative Vorgehen aber nun konkret geschildert wird, muß auf bestimmte Besonderheiten des Mammakarzinoms hingewiesen werden (Tabelle 1), die es schwer oder unmöglich machen, die o. e. Grundsätze tatsächlich konsequent und ausnahmslos zu berücksichtigen.

Tabelle 1

Besonderheiten	

1. Multizentrizität	– primär, von der Entstehung her
	– durch intramammäre Streuung
	  – kanalikulär, duktal
	  – lymphogen

Der Begriff Primärtumor ist z. T. irrelevant	
2. Regionäre Streuung	topographisch „regulär“ topographisch „irregulär“
Operative regionäre Sanierung fraglich	
3. Fernmetastasierung	lymphogen, sek. hämatogen lympho-vaskulärer shunt i. d. Mamma primär hämatogen
Eine locoregionäre „Heilung“ reicht z. T. nicht aus!	

Multizentrizität

Karzinomatöse Veränderungen in der Mamma begegnen uns häufig multilokulär. Damit wird aber der Begriff „Primärtumor“ als Bezugsobjekt unseres Tuns fragwürdig.

Neben der multizentrischen *Entstehung* muß man noch mit weiteren Krebsherden rechnen, die durch eine *intramammäre Streuung* entstanden sind, sei es intrakanalikulär, sei es auf dem Lymphwege. Ein bevorzugter Ort intramammärer Streuung ist der *subareoläre* bzw. *mammiläre Bereich* (Voigt-Hoener 1960; Huhn 1977; Citoler u. Zippel 1974).

Therapie des Mammakarzinoms
Büchner/Urbanitz/van de Loo

Insgesamt fand Kubli in 9% der Ablationspräparate, die, abgesehen vom „Primärtumor", ein im übrigen *unauffälliges Mammographiebild* geboten hatten, weitere, mehr als 5 cm weit entfernte Karzinomherde. Bei den Fällen mit einer an mehreren Stellen zumindest *nicht eindeutigen Mammographie* waren bei 32% multizentrische Karzinomareale nachweisbar. Selbst bei Karzinomen bis nur 10 mm Φ wurde zusätzlich bei 20% einer Carcinoma in situ sowie bei 5% ein weiteres invasives Karzinom gefunden.

An größeren T1-Kollektiven, also bei Tumoren bis zu 2 cm Durchmesser, ermittelten wir (Brachfeld u. Schmidt-Matthiessen) bei 15% multizentrischen Befall; Zippel u. Citoler (1976) bei 23%.

Die *Mamillenregion* war im letztgenannten Kollektiv bei 19% betroffen. Ihre Beteiligung ist um so häufiger, je näher der Tumor der Mamille ist. Ebenso steigt der Anteil der Mamillenmitbeteiligung bei größeren Tumoren auf 30% (Kappelmann et al. 1983) bis 54% (Vogt-Hoerner 1960). Der Mamillenbefall steigt u.a. auch mit zunehmenden Alter (Kochem et al. 1980).

Die Multizentrizität betrifft aber nicht nur die klinisch erkrankte Brust, sondern auch die *andere Seite.* Hier findet man bei subtiler Untersuchung simultan etwa 12% carcinomata in situ sowie 5–12% Karzinome!

Dieser Tatbestand beleuchtet eine ganz *besondere Eigenart* des Mammakarzinoms: Die o.gen. Zahlen lassen eine hohe Frequenz doppelseitig manifester Karzinome erwarten. Tatsächlich beträgt die Frequenz *klinischer* Karzinome an der kontralateralen Mamma aber nur ca. 3–4%. Man muß also davon ausgehen, daß das Wachstum bei der Mehrzahl höchstens *in Schüben* erfolgt und lange *Phasen des Stillstandes* aufweist, wie man dies auch aus dem Tatbestand der Spätrezidive nach 20 Jahren und mehr schließen kann.

Die *histologisch* erfaßte Multizentrizität ist also nicht gleichbedeutend mit einer *praktischen* Vielzahl zu erwartender klinischer Karzinome. Man muß sie aber zumindest als eine große, *im Einzelfall nicht abschätzbare potentielle Gefahr* betrachten und kann bei der Therapieplanung nicht daran vorbeigehen.

Regionäre Streuung

Die Lymphabflüsse aus der Mamma und damit auch die Wege der lymphogenen Metastasierung sind vielfältig und keineswegs einheitlich durch bestimmte topographische Besonderheiten des Tumors determiniert.

Zwar läßt ein Sitz des Primärtumors im *seitlichen Teil* der Mamma einen bevorzugten Befall der axillären Lymphknoten (LK) erwarten. Man muß aber ebenso auch mit einer „eigentlich" abwegigen Streuung in die retrosternalen LK (ca. 25% der axilla-positiven Fälle, Donegan 1967), ja in die kontralaterale Brust oder Axilla rechnen.

Bei einem Tumorsitz im *medialen Teil* der Brust sind nicht nur die retrosternalen LK betroffen, sondern in einem z.T. noch höheren Ausmaß die axillären LK.

In praxi bedeutet das Gesagte, daß man sich nicht auf die nächstgelegenen, regionären LK im engeren Sinne beschränken darf, sondern den Begriff *„regionär"* wesentlich weiter fassen muß.

Die regionäre Metastasierungstendenz läßt sich deshalb auch nur bedingt aus den Befunden an den *axillären* LK beurteilen. Die wirkliche regionäre Streuung im weiteren Sinne wird oft größer sein, obwohl die Befallquoten der Axilla schon erschrekkend genug sind. Ihre Häufigkeit korreliert mit vielen verschiedenen Merkmalen, am anschaulichsten mit der *Tumorgröße,* wenn auch hier eben *nur partiell.*

Wie sind diese *Korrelationen?* Die bekannten Zahlen Haagensens (1971) sind offensichtlich zu günstig. Dies zeigen schon die Zahlen des axillären Befalls beim Kollektiv der Tumoren bis zu 2 cm Durchmesser (s. Tab. 2). Bei Untergliederung des Kollektivs in die Fälle lateraler und medialer Tumorlokalisation ergibt keine signifikanten Unterschiede, wie man aus topographischer Sicht erwartet hätte. Mit Zunahme des Tumordurchmessers und der high-risk-Merkmale (s.u.) nimmt die axilläre Streuung zu und erreicht bei den Karzinomen über 4 cm Φ schließlich ca. 85%.

Tabelle 2

Das „kleine“ Mammakarzinom

Tumorgröße (∅)	Multizentrizität	ax. Metastasen	
< 5 mm	real ? potentiell	sehr selten	
6 – 10 mm		12,5%	
11 – 15 mm	15 – 23% *	21,5%	Lit. max
16 – 20 mm		40%	60% **

Zahlen: Schmidt-Matthiesen u. Brachfeld (83)
* Zippel u. Citoler (76)
** Huhn (66)

Fernmetastasierung

Der belastendste Tatbestand ist die äußerst häufige hämatogene *Fernmetastasierung,* die keineswegs an eine nachweisliche (!) lymphogene Streuung in die Axilla gebunden sein muß oder ausschließlich bzw. proportional mit der Tumorgröße korrelieren würde. Sie *kann* schon bei kleinen Tumoren und negativer Axilla vorhanden und *schicksalsbestimmend* sein. Letzteres ergibt sich aus der Tatsache, daß von den Frauen, die endlich am Mammakarzinom versterben, nur ca. 25% ein lokoregionäres Rezidiv hatten. Ca. 75% waren lokoregionär geheilt und starben an den schon zum Zeitpunkt der Operation vorhandenen zunächst okkulten Fernmetastasen oder, hypothetisch, an den Folgen eines intra operationem zusätzlich provozierten Einbruchs von Tumorzellen. Karzinomfreie axilläre LK sind keineswegs eine Garantie für das Fehlen okkulter Metastasen, wenn die Prognose auch naturgemäß besser ist als die der *LK-positiven Fälle.* Vor allem bei mehr als 3 positiven axillären LK scheint das Erwartungsrisiko rapid anzusteigen, noch verstärkt bei den Östrogen- und Progesteron-*Rezeptor negativen* Tumoren.

Konsequenzen

Es ergeben sich summarisch also folgende Erkenntnisse, die für die Therapieplanung entscheidend sind:

- eine ausschließlich auf den „Primärtumor“ gerichtete Therapie wird wegen der häufigen Multizentrizität oft unvollständig sein –;
- mit der axillären Lymphonodektomie wird man evtl. nur einen Teil der befallenen regionären LK erfassen –;
- die Operation kann bestenfalls eine lokoregionäre Sanierung herbeiführen. Sie beseitigt neben dem Primärtumor evtl. noch weitere potentielle Streuherde (LK; okkulte, multizentrische Herde) und kann damit eine *zukünftige* Metastasierung verhindern. Auf eine zum Zeitpunkt der Operation *schon vorhandene* okkulte Fernmetastasierung muß sie ohne Einfluß bleiben. Hier liegen ihre Grenzen!

Individualstatus

Die o.e. Einsichten haben die Behandlung des Mammakarzinoms in den letzten Jahren wesentlich verändert. Anstelle einer stereotypen, erweitert radikalen Opera-

Tabelle 3. Risiko-Merkmale als Hilfsmittel zur individuellen Einschätzung der Prognose und der Therapienotwendigkeiten bei den Primärfällen

Risiko-Merkmale		
Merkmale	günstig/low risk	ungünstig/high risk
Alter		perimenopausal
famil. Belastung	keine	Mammakarzinom
Tu-Größe	unter 2 cm ∅	über 3–4 cm ∅
Abgrenzung	scharf	unscharf; dissoz., Spray
Typus	tubul., papill., mucoid	„inflammatorisches Ca"
Proliferation	gering	hoch
Malignitätsgrad	I	III
Nekrosen im Ca	∅	+
Multizentrizität	∅	erwiesen
Mamillenbefall	∅	+
Einbruch Ca in Gefäße	∅	+ (Ly. Gef., Venen)
Axilläre LK	Ca-frei	mehr als 3 LK positiv Kapseldurchbruch
Fernmetastasen	∅	+
Ö-Rz/Pr-Rz	+/+	∅
CEA; Prolactin	normal	primär deutlich erhöht

tion bevorzugt man heute ein *individuell* abgewogenes *Vorgehen „nach Maß"*, in dem Operation und zusätzliche Methoden einen definierbaren Platz einnehmen.

An welchen *Kriterien* soll man sich aber im Einzelfall orientieren? Nun, man hat eine Vielzahl von Einzelmerkmalen auf ihre prognostische Bedeutung untersucht und schließlich mit einem geringen bzw. hohen *Risiko* in Beziehung setzen können (Tabelle 3), wobei man mit „Risiko" pauschal die manifeste oder potentielle Gefahr einer Fernmetastasierung meint. Aus dem jeweiligen Spektrum der *low-risk-* bzw. *high-risk*-Merkmale wird demnach die individuelle Therapie abgeleitet: Ausmaß der Operation, Miteinbeziehung der Strahlentherapie und, evtl., zytostatischer und/oder endokriner Zusatztherapie.

Bei solcher Bedeutsamkeit der risk-Merkmale bedarf es harter Daten, besonders einer qualifizierten histopathologischen *Gewebsaufbereitung* (Grading, Typ usw.), einer *Rezeptoranalyse* und einer zuverlässigen Aussage über den axillären *LK-Status.* Ein Verzicht auf eine axilläre Lymphonodektomie ist deshalb auch nicht zulässig. Weitere Kriterien, die indirekte Rückschlüsse auf die vermutliche Entwicklungsphase des Karzinoms zulassen (lokalisiert/regionär metastasiert/Fernmetastasierung) sind *Tumorgröße, Tumorsitz,* und, in Grenzen, *Mammographie* (Multizentrizität?), *CEA*-Werte u. a. Untersuchungen zur Frage der Generalisierung (s. Tab. 3).

Operative Therapie (s. Abb. 1)

Allgemeines, Vorbehalte

Der Tatbestand einer heute oft erfreulich frühzeitigen Diagnose sowie, in negativer Hinsicht, die Gefahr einer häufigen Fernmetastasierung bei der Mehrzahl der übri-

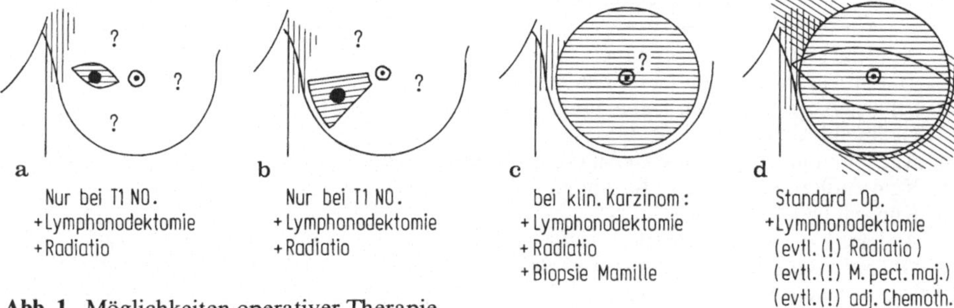

Abb. 1. Möglichkeiten operativer Therapie.
a) Tylektomie od. Lumpektomie
b) Segment- oder Quadrantenresektion
c) subkutane Mastektomie, als Methode zur Behandlung klinischer Karzinome nicht gebräuchlich (s. Text)
d) Standardoperation: Mastektomie mit axillärer Lymphonodektomie. M. pect. maj. bleibt zumeist zurück (s. Text).
Man beachte bei den eingeschränkten Methoden die oben aufgeführten obligatorischen ther. Ergänzungen.

gen Fälle haben dazu geführt, daß man sich der unterschiedlichen *Ziele* und *Möglichkeiten operativer Maßnahmen* im Einzelfall bewußt geworden ist und unterschiedliche, individual-selektive Eingriffe zu diskutieren beginnt. Man bemüht sich z. B. um eine Definierung der Voraussetzungen für eingeschränkt radikales Vorgehen, aber stets in dem Bewußtsein, daß ungeachtet aller Wünsche dem Grundsatz der *Sicherheit* Priorität eingeräumt werden muß. Als Motto dürfte gelten: *Soviel wie nötig, so wenig wie möglich.* Dabei dienen die individuellen Risiko-Merkmale als Orientierungshilfe. Leider bleiben dabei viele *Unwagbarkeiten.* Insbesondere bleibt, bei aller statistischen Relevanz der Risiko-Merkmale, letztlich doch die Frage offen: Hat schon eine okkulte Fernmetastasierung stattgefunden oder nicht? Wachsen die gestreuten Zellen aus, oder verbleiben sie in einem Ruhezustand? Hier liegt, besonders bei den Grenzfällen, der eigentliche Konflikt, hier, in einer gewissen *subjektiven Mutmaßung,* das *Risiko* individueller Entscheidung des Arztes.

Nachfolgend werden nunmehr die z. Z. gebräuchlichen Methoden dargestellt und hinsichtlich ihrer Indikation, Vor- und Nachteile erläutert.

Eingeschränkte Operationen bei anscheinend günstigen Fällen

Kleine, gut abgrenzbare Karzinome bei ansonsten unauffälliger Mammographie lassen hoffen, daß weder innerhalb der Brust noch außerhalb klinisch relevante Streuherde vorhanden sind. Dies gilt mit großer Wahrscheinlichkeit für Karzinome bis zu 5 mm Durchmesser („*minimal breast cancer*“; Hirsch 1977, Kindermann 1977). Manche Autoren setzen die Grenze optimistischer Einschätzung bei 10 mm Φ an, was pauschal sicherlich nicht richtig ist; es sei an die 12–13% axillärer Metastasierung dieser Fälle erinnert. Heutige Studien über die Therape des „kleinen“ Mammakarzinoms ziehen die Grenze aus mehr praktischen Erwägungen bei 20 mm Durchmesser, also bei *T1* (Rauschecker 1983; Thomsen 1982; Veronesi 1982 u.a.m.). Bei der inzwischen sehr differenzierten prognostischen Aussage der risk-Merkmale wäre heute eigentlich zu fordern, sich nicht pauschal an der *Größe* zu orientieren,

Tabelle 4. Minimalvoraussetzungen für eingeschränkte oper. Radikalität

1. Ausgemessener Tumordurchmesser nicht über 2 cm
2. Tumor nachweislich im Gesunden entfernt
3. Scharfe Abgrenzung zur Umgebung. Keine Multizentrizität. Keine Lymphbahn- oder Gefäßeinbrüche
4. Auch mammographisch kein Anhalt für Multizentrizität
5. Kein „inflammatorisches" Karzinom
6. Klinisch NO / Histologisch pN–
7. Axilläre Lymphonodektomie
8. Obligatorische Nachbestrahlung 50–60 Gy
9. Engmaschige Nachkontrollen
10. Intensive präoperative Aufklärung über Vor- und Nachteile

sondern diese nur als *ein* Merkmal der Risikoermittlung zu werten (Schmidt-Matthiesen u. Bastert 1983). Möglicherweise rechtfertigen Karzinome von ca. 2 cm Durchmesser nur dann eine gesonderte, reduzierte Behandlung, wenn noch weitere *low-risk- Hinweise* gegeben sind und gegen eine Streuung sprechen. Ungeachtet dieser Sachlage und der fehlenden Beweisbarkeit einer noch örtlich begrenzten Erkrankung beschränken sich aber etliche Autoren beim Stadium T1 und gewissen *Minimalvoraussetzungen* (s. Tab. 4) auf die

Exstirpation des Tumors im Gesunden

(Tab. 5) wobei das Ausmaß dieser Sicherheitsreserve *„im Gesunden"* unterschiedlich ist, mal klein (= *Lumpektomie, Tylektomie*), mal größer (= *Segment-* oder *Quadrantenresektion*), Abb. 1. Dem Risiko einer evtl. vorhandenen Multizentrizität sucht man durch eine obligatorische

Nachbestrahlung

der verbliebenen Brust mit 60–80 Gy zu begegnen. Bei der Häufigkeit axillärer Streuung auch bei T-1-Karzinomen (s.o.) darf die *Axilla* nicht vernachlässigt werden. Eine „Blindbestrahlung" hätte zwar evtl. den erhofften *therapeutischen* Nutzen, der tatsächliche LK-Status bliebe aber unbekannt; damit würde eine wichtige *Information* für die Risikoeinschätzung fehlen. Man verlangt also auch die

axilläre Lymphonodektomie

Tabelle 5. Eingeschränkte Operationen (I)

lokale Op.	Risiko	Gegenmaßnahme
– Tylektomie – Lumpektomie – Segment od. Quadr. Resekt.	b. multizent. Ca-Vorkommen (Mgf.? Histol.?)	Bestrahlung 60–80 Gy
Indikation: Nur bei best., besonders günstigen Vorraussetzungen		
Axilla	**Risiko**	**Gegenmaßnahmen**
– ∅	– LK-Metastasen?	–
– Bestrahlung	– LK-Status?	–
– ax. Lymphonod.	– postop. Symptome	behutsames Op.

Tabelle 6. Eingeschränkte Operationen (II)

lokale Op.	Risiko	Gegenmaßnahme
s. c. Mastektom.	– erhöhte Gefahr lokaler Rezidive – Mißacht. retromamm. Streuherde	Schnellschnitt Biopsie Mamille
Indikation: Zumeist nicht als Ther. klinischer Karz. akzeptiert. Nur Ca in situ, diagn. Problemfälle, Präventiv.		

Ergänzend wird schließlich bei *medialem* Tumorsitz z.T. eine Bestrahlung der retrosternalen Abflüsse, bei *kranialem* Sitz eine Radiatio der supraclaviculären Region empfohlen.

Zumindest bei den kleinen Karzinomen (Grenze?) mit low-risk-Merkmalen scheint das e.e. Verfahren keine schlechteren Ergebnisse aufzuweisen als das frühere, erweitert radikale Vorgehen (Atkins u. Hayward 1972; Crile 1973; Patey 1948; Spittalier 1973; Thomsen 1982; Veronesi 1981 u.a.m.), wobei aber die Vergleichbarkeit der Kollektive mitunter fragwürdig ist. Bis zum Abschluß *randomisierter* Studien sollte man aber noch zurückhaltend mit dem eingeschränkten Operieren sein und die Voraussetzungen streng beachten (s. Tab. 4).

Für die *subcutane Mastektomie* als Karzinomtherapie (Beller u. Schnepper 1981 u.a.) gelten ähnliche Vorbehalte hinsichtlich der gefährdeten *örtlichen Sicherheit* (Tab. 6). Diese Eingriffe werden aber gemeinhin nicht bei einem klinischen, schon vorher gesicherten Karzinom, sondern unter anderen Indikationen durchgeführt (Tab. 6; Kubli 1982; Stegner 1977). Die Diagnose Karzinom ist zumeist nur das gelegentlich abfallende Ergebnis der postoperativen, nunmehr sehr ausgiebig möglichen Durchmusterung des operativ gewonnenen Gewebes. Da man es dann meist mit *Carcinomata in situ* oder *echten Frühfällen* zu tun hat, die man durch isolierte Gewebsentnahme oft gar nicht entdeckt hätte, läßt sich bei der skizzierten Sachlage der eingeschränkt radikale Eingriff rechtfertigen.

Falls die s.c. Mastektomie *primär* bei *bekanntem klinischen Karzinom* (T-1) als Therapie eingesetzt wird, muß sie, wie o.e., mit der axillären *Lymphonodektomie* und der *Nachbestrahlung* der Mamma-Haut verbunden werden. Ferner muß eine Streuung in die Mamille durch *Biopsie* ausgeschlossen werden. Beller u. Schnepper lassen bei der s.c. Mastektomie den Fettgewebsmantel stehen, so daß je nach Fettreichtum u.U. akzeptable „hypoplastische" Brüste verbleiben, die weder eine Augmentation unvermeidbar machen noch durch das bei typischem Vorgehen oft unschöne Spätergebnis belastet sind. Da diese Art der reduzierten s.c. Mastektomie *doppelseitig* vorgenommen wird, bleibt eine gewisse *Symmetrie* gewahrt und werden die evtl. multizentrischen *Herde in der Zweitmamma* mitentfernt. Wer die Tyl- oder Lumpektomie im T-1-Stadium für sicher genug hält, muß dies auch der Technik nach Beller u. Schnepper zubilligen. Spätergebnisse sind abzuwarten.

Standard-Operation (s. Abb. 1)

Nach Abkehr von der klassischen, erweiterten Radikaloperation nach Rotter-Halsted ist heute die modifiziert-radikale

Mastektomie

Tabelle 7. Standard-Operation

Maßnahme	Vorteil	Nachteil	Abhilfe
Mastektomie	– totale Sanierung der Mamma – gr. Sicherheit im Hautbereich	Verlust der Mamma	Aufbauplastik
zusätzlich:			
nur Radiatio Axilla	– ther. Nutzen	LK-Status?	
ax. Ly. ekt.	– ther. Nutzen – LK-Status bekannt	postop. Sympt.	behuts. Op.

Indikation: Vor allem Karzinome mittlerer Größe, bzw. kleine Karzinome vom high-risk-Typ.
Modifikationen: Mitnahme M. pector. maj. beim Ca-Befall.
Radiatio bestimmter Areale bei operativ begrenzter Sicherheit.

unter Belassung des M. pect. maj. (Patey) und meist auch des M. pect. minor (Auchincloss), verbunden mit einer schonenden

axillären Lymphonodektomie

als Standardoperation anzusehen (Tab. 7). Sie wird von 60%–75% der Operateure im deutschsprachigen Gebiet bevorzugt (Linder). Ihre Effizienz steht der Rotter-Halsted-Operation nicht nach. Die Operation trägt der möglichen Multizentrizität des Karzinoms Rechnung, garantiert also ein Höchstmaß an örtlicher Sicherheit, ohne routinemäßig dazu der umstrittenen Nachbestrahlung zu bedürfen. Der Sicherheitsabstand zur zurückbleibenden Haut ist, abgesehen vom Sonderfall hypoplastischer Brüste, groß.

Die Lymphonodektomie hat therapeutischen und diagnostischen Nutzen. Die heutige, schonende Art der Durchführung hat die früher gefürchteten Folgeerscheinungen fast ganz verschwinden lassen.

Der gen. Eingriff ist die Methode der Wahl bei den Karzinomen *mittlerer Größenordnung* und den *kleineren Tumoren von hohem Risikoindex.*

Die Mitnahme des *M. pect. maj.* kommt nur in Betracht, wenn er vom Karzinom ergriffen ist.

Hat man es augenscheinlich mit *erhöhten örtlichen Risiken* zu tun (z. B. geringer Sicherheitsabstand, sternumnaher Sitz), *kann* man bestimmte Areale *nachbestrahlen.* Je mehr man aber nach Sachlage schon mit einer *okkulten Fernstreuung* zu rechnen hat, um so mehr wird man statt der Strahlentherapie die systemische Therapie, zumeist die *Chemotherapie,* favorisieren (s. u.). Dies gilt besonders für die Fälle mit axillärem Befall und weiteren Risikohinweisen.

Eingeschränktes Vorgehen bei hohem Alter, geringer Lebenserwartung und/oder bei sehr progredienten Fällen

Bei sehr alten Frauen, bei einer schon anderweitig *reduzierten Lebenserwartung* sowie bei sehr progredienten Tumoren (T-3, T-4), die ohnehin eine *Fernmetastasierung* erwarten oder nachweisen lassen, beschränkt man sich auf die palliative

einfache Mastektomie

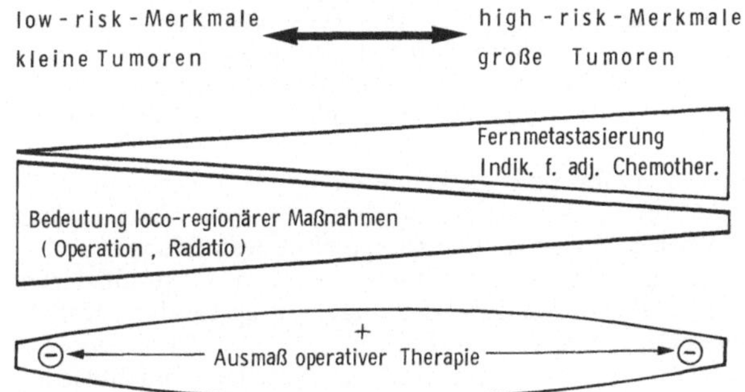

Abb. 2. Stellenwert lokaler bzw. systemischer Maßnahmen in Abhängigkeit von einer Fern-Streuung.

und verzichtet auf die Lymphonodektomie. Die e.e. großen Karzinome sind häufig zunächst unbeweglich und inoperabel. Es gelingt aber oft, durch *Vorbestrahlung* oder *Chemotherapie* schließlich doch Operabilität zu erreichen und zumindest einen Palliativeingriff vorzunehmen, der z.B. einer bevorstehenden *Exulceration* mit allen Folgen zuvorkommen könnte.

Adjuvante Methoden

Wegen der o.e. Häufigkeit einer zum Zeitpunkt der Primärbehandlung schon vorhandenen, wenn auch unbeweisbaren Fernmetastasierung verbindet man heute die operative Behandlung von *high-risk-Fällen* (s. Tab. 2) mit einer *adjuvanten Chemotherapie,* die möglichst unmittelbar nach der Operation einsetzen sollte (Cavalli 1983; Nissen-Mayer 1982). So klar und berechtigt auch das Konzept als solches ist, die konkrete *Indikationsstellung* wird noch sehr unterschiedlich gehandhabt, ja z.T. auf Studien beschränkt. Vor endgültiger Standardisierung wird man die Spätergebnisse der randomisierten Studien abwarten müssen.

Übersicht

Das Gesamtkonzept der Primärbehandlung des Mammakarzinoms ist also *stadienbezogen* differenziert (Abb. 2). Große Eingriffe sind beim *minimal breast cancer* sowie dem kleinen low-risk-Karzinom (bis 20 mm Φ?) vermeidbar, beim *großen Karzinom* nicht mehr effektiv. Dafür tritt nunmehr, mit steigendem Generalisierungsrisiko, die Chemotherapie in Aktion. Die größere *Standardoperation* ist nur in jenen Fällen sinnvoll, die im Vergleich zum minimal cancer zwar ein erhöhtes, aber immer noch vermutlich *lokoregionär begrenztes Risiko* darstellen.

Zusammenfassung

1. „Das" Mammakarzinom gibt es nicht. Jeder Einzelfall weist eigene Gesetzmäßigkeiten des Wachstums, der Multizentrizität und der Ausbreitung auf.
2. Eine operative Therapie kann nur eine loko-regionäre Sanierung bewirken. Auf die oft vorgegebene okkulte Fernstreuung bleibt sie ohne Einfluß.
3. Grundsätzlich individuell angepaßte Therapie, keine Einheitsbehandlung. Basis der Therapiewahl ist die subtile Ermittlung des Status und der Risiko-Merkmale (low-risk/high-risk).
4. Die klassische Radikalop. nach Rotter-Halsted ist abzulehnen. Im Frühfall ist sie unnötig, im fortgeschrittenen Stadium nicht mehr effektiv.

5. Eingeschränkte Operationen mit Erhaltung der Brust oder eines Teils derselben können nur bei low-risk-Konstellation und Tumoren geringer Größe (0,5–1 – max. 2 cm Φ) verantwortet werden. Sie müssen sorgfältig selektiert und mit einer Lymphonodektomie sowie Nachbestrahlung der Brust verbunden werden. Bis auf Weiteres sollten sie auf Studien beschränkt werden.
6. Standardoperation für die mittleren Karzinome oder die kleineren high-risk-Tumoren ist die Mastektomie unter Belassung des M. pect. maj. (und evtl. auch des M. pect. min.), ergänzt durch eine schonende Lymphonodektomie. Keine routinemäßige Nachbestrahlung.
7. Eine endgültige Stellungnahme ist nicht möglich. Die Ergebnisse an nicht stratifizierten Kollektiven sind z.T. unverwertbar; Vergleichende Untersuchungen erfolgten oft an Kollektiven, die eigentlich wegen Heterogenität unvergleichbar sind.
   Es ist unklar, welche Bedeutung die häufige Multizentrizität im Einzelfall tatsächlich hat und wie weit man ihr therapeutisch entsprechen muß. Es ist unklar, ob ein Lokalrezidiv, dessen Entstehung durch reduzierte Maßnahmen begünstigt wird, seinerseits eine bis dahin noch nicht erfolgte Streuung bewirken kann.
   Man wird die Ergebnisse laufender Studien beachten müssen. Klar ist: Je mehr für eine okkulte Fernmetastasierung spricht, um so mehr wird man lokale Maßnahmen zu Gunsten systemischer Therapie zurückstellen müssen.

Literatur

Almaric, R., Spittalier, J. M., Kurative Caesium-Teletherapie des Brustkrebses. Erste 5-Jahresergebnisse. Strahlenther. 145, 513 (1973)

Atkins, H., Hayward, I. L., Treatment of early breast cancer. Brit. Med. J. II, 423 (1972)

Bässler, R., Pathologie der Brustdrüse. Springer, Berlin, Heidelberg, New York 1978

Bay, V., Prinzipien und Ergebnisse der operativen Behandlung des Mamma-Carcinoms. In: Thomsen u. Trams, Aktuelle Probleme des Mamma-Carcinoms. Enke-Verlag 1981, S. 46–53

Beller, F. K., Schnepper, E.: Konservative Primäroperation des Mammakarzinoms: Subkutane Mastektomie, Lymphadenektomie und Bestrahlung. Dtsch. Med. Wschr. 106, 329 (1981)

Brachfeld, R., Schmidt-Matthiesen, H., Das kleine Mammakarzinom. (unveröffentlicht)

Cavalli, F., Die adjuvante Chemotherapie beim Mammakarzinom. In: Kubli, F. et al.: Neue Wege der Brustkrebsbehandlung. Zuckschwerdt-Verlag, München, 1983

Citoler, P., Zippel, H. H., Carcinombefall der Mamille beim Mamma-Carcinom. Gynäkologe VII, 186–189, 1974

Crile, G., Wieviel Chirurgie beim Mammakarzinom? Medizin, 16, 9 (1973)

Donegan, W. L., Local and regional recurrence. In: Spratt u. Donegan: Cancer of the breast, Saunders, Philadelphia/London, 1967, S. 190 ff

Durst, J., Geisbe, H., Koslowski, L., Zur Indikation und Technik der eingeschränkten Mamma-Carcinom-Operation. DMW 99, 1462–1464 (1974)

Fischer, B. et al., Clinical trials and the surgical treatment of breast cancer. Surg. Clin. North Amer. 58, 723 (1978)

Gallager, H. St., An orientation to the concept of minimal breast cancer. Cancer 28, 1505 (1971)

Haagensen, C. D., Diseases of the breast. Saunders, Philadelphia, 1971

Herfarth, Ch., Die Bedeutung der Radikalität für die operative Therapie des Mamma-Carcinoms. In: Frischbier, A. J.: Die Erkrankungen der weiblichen Brustdrüse. Thieme-Verlag, Stuttgart/New York, 1982, 180–185

Herfarth, Ch., Langzeitergebnisse nach stadiengerechter Mamma-Carcinom-Operation. Verhandlungen Deutscher Krebsgesellschaft, Band 3, 133–144 (1982)

Hirsch, H. A., Rundtischgespräch über Frühfälle des Mamma-Carcinoms. Moderatorbericht. Geburtshilfe und Frauenheilkunde 37, 1921–1924 (1977)

Huhn, F. O., Die axillären Lymphknoten beim Mamma-Carcinom. Geburtshilfe und Frauenheilkunde 26, 164–179 (1966)

Huhn, F. O., Stock, G., Zur Frage eingeschränkter sowie begrenzter Behandlungsmöglichkeiten von Mamma-Carcinomen. Geburtshilfe und Frauenheilkunde 37, 686–691 (1977)

Kappelmann, W. et al., Zur Frage der Beteiligung der Mamille beim Mamma-Carcinom. Geburtshilfe und Frauenheilkunde 43, 30–32, Sonderheft (1983)

Kindermann, G., Über Definition, Diagnostik u. Behandlung sog. Frühfälle des Mamma-Carcinoms. Geburtshilfe und Frauenheilkunde, 37, 829–838 (1977)
Kochem, H. G. et al., Zur Bedeutung der Mamille beim Brustkrebs der Frau. Geburtshilfe und Frauenheilkunde 40, 32–38 (1980)
Kubli, F., Mitteilung anläßlich des Internationalen Heidelberger Symposion über die Therapie des Mamma-Carcinoms. In Vorbereitung (1983)
Kubli, F., Lorenz, U., Die subcutane Mastektomie. In: Frischbier, A. J.: Die Erkrankungen der weiblichen Brustdrüse. Thieme-Verlag, Stuttgart/New York, 1982, 190–201
Nissen-Meyer, R., Results after 13 years. Congress on perioperative chemotherapie, Zürich, 1983
Ober, K. G., Operative Behandlung der Brustdrüsen-Tumoren. Verhandlungen Deutscher Krebsgesellschaft, Band 3, 127–132 (1982)
Patey, D. H., Dyson, W. H., The prognosis of carcinoma of the breast in relation to the type of operation performed. Brit. J. Cancer 2, 7 (1948)
Rauschecker, H., Behandlung des kleinen Mamma-Carcinoms. BMFT-geförderte multizentrische Therapiestudie 1983
Schauer, A., Lebenserwartung und pathologisch-anatomische Klassifikation beim Mamma-Carcinom. Verhandlungen Deutscher Krebsgesellschaft, Band 3, Fischer-Verlag Stuttgart/New York 1982, 97–107
Schmidt-Matthiesen, H., Bastert, G., Gynäkologische Onkologie. 2. Auflage. Schattauer-Verlag, Stuttgart 1984
Stegner, H., Indikation zur subcutanen Mastektomie. Archiv Gyn. 224, 302–316 (1977)
Thomsen, K., Möglichkeiten der brusterhaltenden Therapie bei der Primärbehandlung des Mamma-Carcinoms. In: Thomsen und Trams, Aktuelle Probleme des Mammakarzinoms. Enke-Verlag, Stuttgart, 1981, S. 54–62
Veronesi, U., Conservative treatment of breast Cancer. A Trial. World J. Surg. 324, 1 (1977)
Vogt-Hoerner, G., Propagations intramammaires. Bull. du Cancer 7, 279 (1960)
Zippel, H. H., Citoler, P., Häufigkeit des lokalbegrenzten Wachstums von Mamma-Carcinomen. DMW 101, 484–486 (1976)

Adjuvante Chemotherapie beim operablen Mammakarzinom *

H. J. Senn

Einleitung

Die Heilungschancen von Patientinnen mit „radikal operablem Mammakarzinom" haben sich im Laufe der letzten Jahrzehnte ungeachtet der variablen Radikalität des chirurgischen Primäreingriffs sowie prä- bzw. postoperativer adjuvanter Radiotherapie nicht nennenswert verbessert [2, 4, 17, 49, 57, 61]. Es ist eine ernüchternde, aber auch therapeutisch heilsame Feststellung, daß die kurativen Möglichkeiten der alleinigen loko-regionären Primärtherapie die kurativen Aussichten des häufigsten Tumorleidens unserer Frauen in den westlichen Industrieländern kaum mehr verbessern können, wenn auch bezüglich Verminderung der chirurgischen und aktinischen Langzeitfolgen mit ihren kosmetischen Auswirkungen noch einiges zu tun bleibt. Abbildung 1 zeigt die Entwicklung der altersspezifischen Mortalität an Brustkrebs in der Schweiz zwischen 1900–1960. Die langsame, leichte Zunahme der Inzidenz ist (vor allem in den höheren Altersstufen) auch mit einer leicht ansteigenden Mortalität vergesellschaftet [58]. Nach Erhebungen des National Cancer Institut der USA scheint die Mortalität an Brustkrebs bei Frauen unter 45 Jahren neuerdings merklich abzunehmen [16].

Abbildung 2 zeigt die tumorfreien Überlebenschancen, Abb. 3 die Gesamt-Überlebensaussichten eines großen Kollektivs von 1305 Patientinnen mit operablem Mammakarzinom, aufgeschlüsselt nach den T-N-Stadien (gemäß der Surgery Natural History Data Base von Jones und Mitarbeitern [1, 30]). Sowohl die tumorfreie wie die Gesamt-Überlebenschance sinkt bei steigender Tumorgröße und zunehmendem Axillarbefall drastisch ab [6, 17, 18, 21]. Selbst Patientinnen mit den günstigsten Tumorstadien T1-2/N0(–)/M0 zeigen in 10 Jahren eine Rezidivquote von ca. 30–35% und ihre Überlebenswahrscheinlichkeit beträgt um 70–80%. Bei Patientinnen mit Tumorstadium T2/N+(<3) betragen die entsprechenden Werte 80% bzw. nur noch ca. 20%.

Lokale bzw. regionale Tumorrezidive sowie insbesondere Fernmetastasen werden je nach nodalem Ausgangsstadium bei einem variablen Prozentsatz dieser Patientinnen oft erst nach jahrelangem tumorfreiem Intervall manifest. Dies läßt auf eine *frühzeitige,* bereits im Zeitpunkt der Primäroperation bestehende, evtl. dadurch noch verstärkte und diagnostisch vorerst okkulte *Mikrometastasierung* schließen [4, 6, 23, 36, 37, 45]. Die jährliche Absterberate bei Frauen mit radikal operiertem Mammakarzinom beträgt ca. 8–9% für nodal-positive und 2–3% für nodal-negative

* Mit Unterstützung der „Schweizerischen Arbeitsgruppe für Klinische Krebsforschung" (SAKK) und der „Ostschweizerischen Arbeitsgruppe für Klinische Onkologie" (OSAKO)

Therapie des Mammakarzinoms
Büchner/Urbanitz/van de Loo

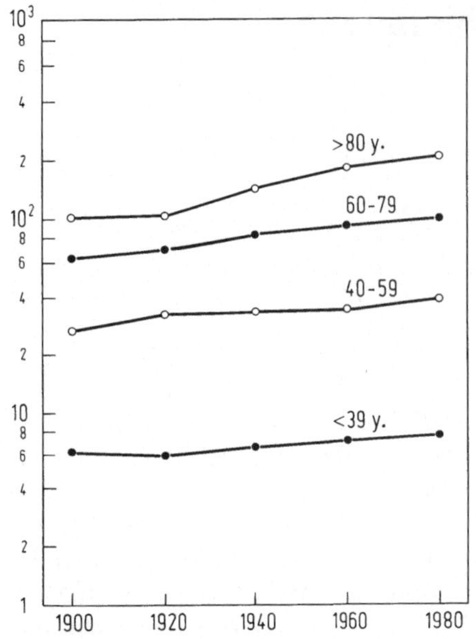

Abb. 1. Mortalitätsentwicklung des Mammakarzinoms in der Schweiz, nach Altersklassen [58], pro 10^5 Einwohner

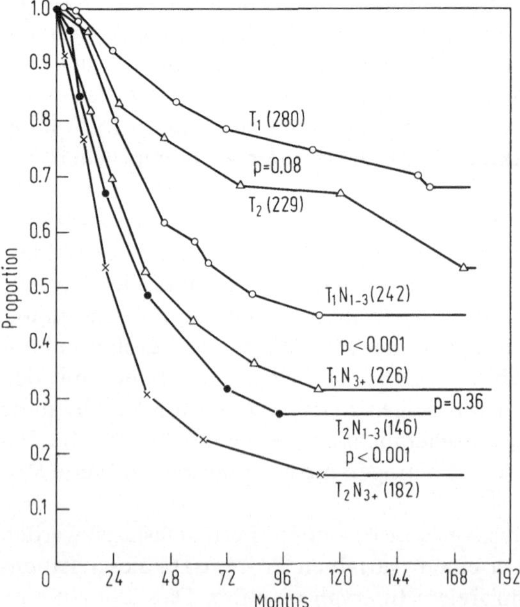

Abb. 2. Abhängigkeit des rezidivfreien Überlebens (RFS) von Tumorgröße und axillärem LK-Befall, gemäß Natural History Data Base, Tucson [1, 30]

Patientinnen [2, 57, 60]. Diese Werte sind epidemiologisch ziemlich uniform und im wesentlichen unabhängig von den vielfältigen geographisch und fachpolitisch bedingten Variationen chirurgischer, radiotherapeutischer und allenfalls hormonaler Primärbehandlungsverfahren. Nach einmal erfolgter manifester Metastasierung bestehen wohl erfreuliche, mittelfristige Remissionschancen [8, 11, 14, 26, 49], jedoch praktisch keine langfristig kurativen Behandlungsaussichten mehr.

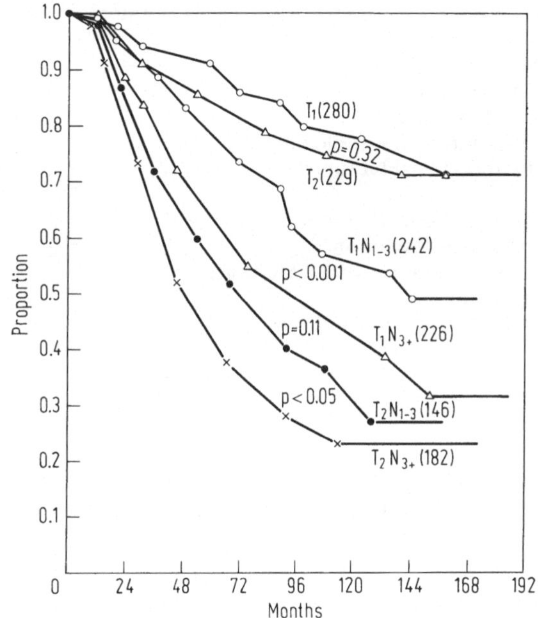

Abb. 3. Abhängigkeit des Gesamtüberlebens (OAS) von Tumorgröße und axillärem LK-Befall, gemäß Natural History Data Base, Tucson [1, 30]

Es ist daher wenig verwunderlich, daß die bisherige traditionelle Primärversorgung (verschiedene Variationen der Mastektomie samt Axillaausräumung mit oder ohne Zusatzbestrahlungen) in den letzten 10 Jahren durch systemisch wirksame, medikamentöse Zusatzmaßnahmen erweitert wurde [4, 6, 18, 21, 53, 57]. Nach initialer, teils wissenschaftlich zu wenig langfristig abgestützter Begeisterung [29] scheint jedoch auch das Konzept der adjuvanten Chemotherapie des Mammakarzinoms derzeit wachsender Kritik zu begegnen, indem die anfangs geweckten Hoffnungen auf Heilungsgewinn bisher nur teilweise erfüllt werden konnten [3, 26, 29, 41, 44b].

Rationale der adjuvanten Chemotherapie beim Mammakarzinom

Die oben erwähnten epidemiologischen und klinischen Tatsachen müssen wohl dahingehend interpretiert werden, daß das (operable) Mammakarzinom bei einem nicht unbeträchtlichen Teil der Patientinnen bereits im Zeitpunkt der Diagnose eine mikroskopisch *disseminierte* Tumorkrankheit mit häufigem okkultem Organbefall darstellt. Dies gilt im besonderen Maße von den initial bereits nodal-positiven Patientinnen sowie wahrscheinlich auch für gewisse Untergruppen nodal-negativer Patientinnen mit fehlenden Steroid-Rezeptoren an der Tumorzellmembran sowie mit mikroskopischen Tumorzelleinbrüchen in die intramammären Lymph- und/oder Blutgefäße [2, 36, 37].

Im Laufe der letzten 20 Jahre wurden durch systematische klinische Erprobung eine ganze Reihe wirksamerer und auch nebenwirkungsärmerer zytostatischer Therapiepläne bei einer steigenden Zahl disseminierter Tumorkrankheiten erarbeitet. Bei einer kleinen Gruppe primär bzw. sekundär hämatogen disseminierter Tumorleiden (wie z.B. akute Leukämien des Kindesalters, fortgeschrittene maligne Lym-

Tabelle 1. Abkürzungen (Eponyme) der wichtigsten adjuvanten Chemo-Hormontherapie. Schemata beim operablen Mammakarzinom

P oder L-PAM	Phenylalanin-Mustard (Melphalan)
PF	Phenylalanin-Mustard + 5-Fluoruracil
PFT	Phenylalanin-Mustard + 5-Fluoruracil + Tamoxifen
CMF	Cyclophosphamid + Methotrexat + 5-Fluoruracil
CMFP	CMF + Prednison
CMF-VP	CMF + Vincristin + Prednison ("Cooper" Regime)
CFP	Cyclophosphamid + Fluoruracil + Prednison
LMF	Chlorambucil (Leukeran®) + Methotrexat + 5-Fluoruracil
AC	Adriamycin + Cyclophosphamid
FAC	Fluoruracil + Adriamycin + Cyclophosphamid
T oder TAM	Tamoxifen

Dosierungen der Medikamente vgl. Originalarbeiten und Lit. [49].

phome, disseminierte nicht-Seminom-Hodentumoren etc. [51]) besitzen bestimmte Zytostatikakombinationen in steigendem Maße kurativen Charakter. Beim metastasierten Mammakarzinom wurden im Laufe der letzten 15 Jahre weltweit in steigendem Maße sinnreiche Chemotherapie-Schemata ausgearbeitet, welche Remissionsraten zwischen 50–70% und mittelfristige Remissionsdauern von 8–14 Monaten sowie mittlere Überlebenszeiten von 2–2½ Jahren bewirken [8, 11, 61]. Einige dieser Zytostatikakombinationen besitzen bereits praxisnahen Standardcharakter und ihre Eponyme sowie Zusammensetzung sind in Tab. 1 zusammengefaßt. Es lag daher nahe, diese im disseminierten Stadium erprobten Behandlungsprogramme in vermehrt kurativer Intention „adjuvant", d. h. kurz nach der erfolgten Primärversorgung einzusetzen.

Dieser Schritt erscheint um so erfolgversprechender, als seit ca. 1960 in ausgewählten Tiermodellen wiederholt gezeigt werden konnte, daß durch Kombination von chirurgischer Exzision und (Mono)-Chemotherapie Tumorrezidive verzögert und ein ansehnlicher Teil der tumortragenden Tiere endgültig geheilt werden konnten. Ein solches Modellbeispiel auf der Basis eines transplantablen Mäuse-Mammakarzinoms ist in Abb. 4 wiedergegeben [45, 46, 50]. Die Übertragung dieses tierexperimentell erfolgreichen Behandlungskonzepts auf menschliche Tumoren, hatte

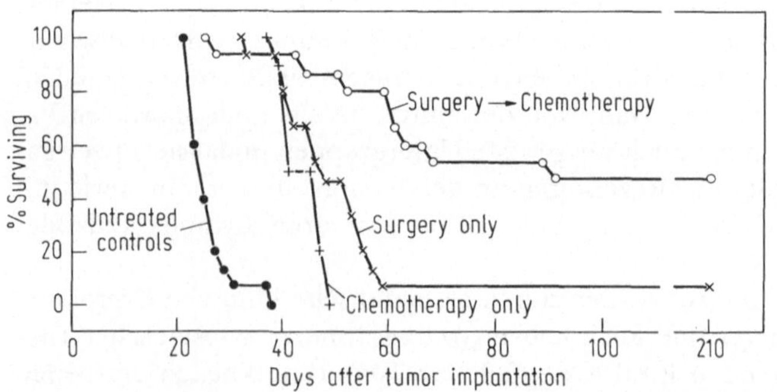

Abb. 4. Überlebenskurve für Mäuse mit transplantiertem C3H-Mäuse-Mammakarzinom, je nach postoperativer (adjuvanter) Nachbehandlung, nach Skipper [50]

bei ausgewählten Neoplasien (Wilms Tumor, Ewing Sarkom, gewissen Formen maligner Lymphome) zu signifikantem Ansteigen der rezidivfreien sowie Gesamt-Überlebenschancen geführt [51].

Klinische Resultate der adjuvanten Chemotherapie bei Mammakarzinom

Erste Versuche mit diesem kombinierten, „multimodalen" chirurgisch-chemotherapeutischen Therapiekonzept lieferten vorerst wenig überzeugende Resultate. Immerhin zeigten zwei dieser adjuvanten Pionierstudien durch Fisher und Nissen-Meyer in einer randomisierten Studienanordnung für bestimmte Patientinnen-Untergruppen eine deutliche Senkung der Rezidivraten und eine Erhöhung der Überlebenszeit bereits beim Einsatz einer heute als wenig optimal betrachteten Tumor-Chemotherapie (Cyclophosphamid bzw. Thio-Tepa) [17, 21, 38]. Die damalige Generation adjuvanter Behandlungsstudien wies allerdings methodische Mängel auf bezüglich Patientenselektion sowie auch heute bekannter prognostischer Kriterien, was die Relevanz der früheren Daten relativiert.

In den Jahren 1972–1980 wurden in den USA und in Europa aufgrund neuer wachstumskinetischer sowie pharmakologischer Voraussetzungen der Tumor-Chemotherapie mehrere adjuvante Behandlungsstudien bei Patientinnen mit operablem Mammakarzinom begonnen [6, 19–21, 24, 49]. Die Zahl dieser kontrollierten und registrierten Studien hat sich von 8 (im Intervall 1970–1975) auf heute über 40 vermehrt. Das ganze Gebiet droht immer mehr kontrovers und die Daten unübersichtlich zu werden.

Tabelle 2 zeigt eine Zusammenstellung derzeitiger mittel- bis längerfristiger Resultate dieser „zweiten Generation" randomisierter adjuvanter Behandlungsstudien

Tabelle 2. Resultate adjuvanter Chemotherapie-Studien mit randomisiertem chirurgischem Kontrollarm beim operablen Mammakarzinom

Gruppe/ Studie	Mediane Beobacht.-dauer (J.)	Therapie	Wichtigste Resultate, besonders begünstigte Untergruppe [%] = erhöhtes OAS
NSABP B-05 [19, 21]	6	L-PAM Placebo	Erhöhtes RFS und OAS [+14%] bei N+(1–3), prämeno
Milano I [6, 44]	8	CMF×12 Chir.	Erhöhtes RFS und OAS bei prämeno N+, insbesondere 1–3 [+20%]
OSAKO St. Gallen [48]	7	LMF/BCG Chir	Erhöhtes RFS bei allen postmeno, allen N+, erhöhtes OAS bei N– [+15–18%]
Guy-Manchester [44a]	5	L-PAM	Alle N+(1–3)? [+10%]
Manchester [29a]	4	CMF L-PAM Chir	Erhöhtes RFS bei postmeno Pat., [+33% RFS], zu früh für OAS

Therapie-Eponyme vgl. Tabelle 1
Chir. = i.d.R. Modifiziert radikale Mastektomie
OSAKO = Ostschweiz. Arbeitsgruppe für Klinische Onkologie

beim Mammakarzinom. In allen 4 kontrollierten Studien wurde für die adjuvant behandelten Frauen nach 3,5–8 Jahren ein signifikanter Gewinn von *rezidivfreiem Überleben* (RFS) sowie in gewissen Subpopulationen auch ein signifikanter Vorteil an *Gesamt-Überlebenswahrscheinlichkeit* (OAS) festgestellt. Interessanterweise und teilweise unerklärt, profitierten in der NSABP B-05 Studie von Fisher und in der ersten CMF-Studie von Bonadonna/Milano bezüglich OAS lediglich die prämenopausalen, in der OSAKO-Studie/St. Gallen und in der Manchester-Studie vor allem die postmenopausalen Patientinnen. Auf das Problem der Wirksamkeit der adjuvanten Chemotherapie bei postmenopausalen Patientinnen wird unten näher eingegangen. Mit Ausnahme der NSABP B-05-Studie wurde in den übrigen 3 chirurgisch kontrollierten Adjuvans-Studien eine (allerdings unterschiedliche) Kombinations-Chemotherapie eingesetzt. Mindestens 3 weitere, in Tab. 2 nicht aufgeführte, lediglich historisch kontrollierte Adjuvans-Studien (FAC-BCG/Houston, AC/Arizona und CMF-VP/Cooper etc.), zeigen aufgrund einer 5–8jährigen Beobachtungsdauer deutlich verbesserte RFS und OAS für die adjuvant behandelten Patientinnen [1, 9, 13].

Tabelle 3 faßt die derzeitigen Ergebnisse größerer randomisierter Studien zusammen, in welchen unterschiedliche Formen adjuvanter Chemotherapie in prospektiver Weise gegeneinander verglichen wurden. Diese Studien wurden ausschließlich an nodal-positiven Patientinnen mit erhöhtem Rezidiv-Metastasierungsrisiko durch-

Tabelle 3. Resultate adjuvanter Chemotherapiestudien mit randomisiertem L-PAM oder CMF-Kontrollarm beim operablen Mammakarzinom

Gruppe/ Studie	Mediane Beobacht.-dauer (J.)	Therapie	Wichtigste Resultate, besonders profitierende Untergruppe [+%] = erhöhtes RFS oder OAS
NSABP B-07 [19]	4	PF L-PAM	PF > L-PAM bei allen, insbesondere bei postmeno N+ (1–3) [+18% OAS]
SWOG [24]	5	CMFVP L-PAM	CMFVP > L-PAM bei allen N+ (1–3) sowohl prä- wie postmeno [+15% OAS]
COG [15]	4	CMFV L-PAM	CMFV > L-PAM bei postmeno N+ > 50 J. [+32% RFS]
Bowman Gray/ Chicago [12]	2	CMF CFP/BCG CFP ± RT	erhöhtes RFS [+20%] bei allen N+, vor allem postmeno
CALGB [54]	4, 5	CMFVP CMF	CMFVP > CMF in allen postmeno auch bei N+ (≧4–10), [+15% RFS]
ECOG [55]	3	CMFP (T)	CMFP (T) > L-PAM, v. a. bei N ≧ 4 (= beste Untergruppe) [+22% RFS]

NSABP National Surgical Adjuvant Breast Project (USA)
SWOG Southwest Oncology Group (USA)
COG Central Oncology Group (USA)
CALGB Cancer and Leukemia Group B (USA + international)
ECOG Eastern Cooperative Oncology Group (USA + international)

Eponyme der Therapieschemata vgl. Tabelle 1

Tabelle 4. Resultate adjuvanter Chemotherapie-Studien mit unterschiedlicher Behandlungsdauer beim operablen Mammakarzinom

Gruppe/ Studie	Mediane Beobacht.-dauer (J.)	Therapie	Wichtigste Resultate
Milano II [52]	5	CMF×12 CMF× 6	Kein Unterschied in RFS und OAS (Trend zugunsten CMF×6)
SAKK 27/76 [31]	3	LMF×18 LMF× 6	Keine Differenz in RFS und OAS
SECSG [59]	3	CMF×12 CMF× 6	Kein Unterschied in RFS (Trend zugunsten von CMF×6 bei N≧4)
SFCI [27]	3?	AC×10 AC× 5	Kein Unterschied in RFS (alle Pat. N≧4)

SAKK Schweizerische Arbeitsgruppe für Klinische Krebsforschung
SECSG Southeast Cancer study Group (USA)
SFCI Sidney Farber Cancer Institute, Boston (USA)
Eponyme der Chemotherapie-Schemata vgl. Tabelle 1

geführt. Es zeigt sich zusammenfassend, daß Zytostatika-Kombinationen im Vergleich zu Mono-Chemotherapie (PAM = L-Phenylalanin Mustard = Alkeran oder Melphalan) in der Regel zu erhöhtem RFS führen. Die jeweils von der betreffenden adjuvanten Maßnahme besonders begünstigte Untergruppe ist in Tab. 3 samt dem Nominalwert der OAS- bzw. RFS-Erhöhung aufgeführt. Interessant ist in der CALGB-Studie mit CMF-VP und in der ECOG-Studie mit CMFP-(T), daß diese Vierer- bzw. Fünferkombinationen auch dem CMF-Schema von Milano überlegen zu sein scheinen [54, 55].

Tabelle 4 faßt die derzeitigen Daten von 5 mittel- bis langfristig auswertbaren Studien zusammen, in welchen eine unterschiedliche Dauer derselben adjuvanten Kombinations-Chemotherapie randomisiert geprüft wurden [27, 31, 52, 59]. In allen 4 Studien ergab sich nach 3–6 Jahren mittlerer Beobachtungszeit *kein* signifikanter Unterschied bezüglich RFS und (soweit angegeben) OAS. In 2 Studien (Milano und SECSG) bestand sogar eher ein begünstigender Trend für die kürzere Anwendungsdauer von CMF×6, letzteres in der SECSG-Studie insbesondere bei Frauen mit mehr als 4 positiven axillären Lymphknoten [52, 59].

Tabelle 5 enthält 3 Studien, in welchen der Zeitpunkt des Einsatzes der adjuvanten Chemotherapie bei Mammakarzinom geprüft wurde. In der „historischen" skandinavischen Studie von Nissen-Meyer [38] zeigte sich im Laufe der Zeit, daß der seit Jahren beobachtete ca. zwölfprozentige Überlebensgewinn bei den kurzfristig Endoxan-behandelten Frauen nur dann eintrat, wenn diese Behandlung unmittelbar *perioperativ* verabreicht wurde. Da dieser Unterschied nicht aufgrund einer echten Randomisierung, sondern im (nicht in dieser Weise vorgesehenen) Quervergleich der Daten unterschiedlicher Spitalzentren auftrat, wird die Frage eines allfälligen Vorteils perioperativer Chemotherapie in der laufenden Ludwig-Mammakarzinomstudie V kontrolliert geprüft. Bei dieser (laufenden) Studie fehlt aufgrund vielfältiger Erfahrungen ein chirurgischer Kontrollarm bei nodal-positiven Patientinnen. In einer kürzlich inaugurierten Studie in England (Cancer Research Campain

Tabelle 5. Adjuvante Chemotherapiestudien mit unterschiedlichem „Timing" des Therapiebeginns beim operablen Mammakarzinom

Gruppe/ Studie	Mediane Beobacht.-dauer (J.)	Pat. Auswahl	Therapie	Bemerkungen
Scandinavian Trial I (1965) [38]	15	N–, N+	CYC × 5 T. Chir.	Erhöhtes OAS [+14%]*
LBCSG, Trial V 1982 [34]	–	N–	CMF × 1 peri Chir	zu früh
		N+	CMF × 1 peri CMF × 1 peri + CMF (T) × 6 CMF (T) × 6	zu früh
Cancer Resarch Campaign adjuv. Trial (1982) [3]	–	N–, N+	CYC × 6 T. TAM × 2 J. CYC × 6 T. + TAM × 2 J. Chir. Kontrollen	zu früh

LBCSG Ludwig Breast Cancer Study Group (international)
CYC Cyclophosphamid (Endoxan®)
Andere Therapie-Eponyme vgl. Tabelle 1

Adjuvant Trial) werden schließlich sämtliche heute gängigen adjuvanten Chemo-Hormonverfahren gegen einen Chirurgie-Kontrollarm randomisiert verglichen: Kurzfristig perioperativ Endoxan versus langfristig Tamoxifen versus die Kombination beider Maßnahmen. Erste Daten dieser beiden groß angelegten Studien sind frühestens in 2–4 Jahren zu erwarten.

Adjuvante Chemotherapie bei postmenopausalen Patientinnen?

Immer wieder wird in Stellungnahmen und Übersichtsarbeiten zur adjuvanten Chemotherapie des Mammakarzinoms die Feststellung erhoben, daß deren Anwendung bei postmenopausalen Patientinnen nicht gesichert sei [4, 21, 53, 61]. Diese Feststellung basiert allein auf den frühen Studien aus Milano (CMF × 12) sowie der NSABP-B-05 Studie mit L-PAM, in welchen (teils ungeklärterweise) nur prä-menopausale Patientinnen mit 1–3 positiven axillären Lymphknoten von den adjuvanten Therapiemaßnahmen profitierten. Mindestens im Fall der CMF-Studie aus Mailand muß aufgrund späterer Dosierungs-Analysen angenommen werden, daß die angebliche Wirkungslosigkeit der adjuvanten Chemotherapie bei postmenopausalen Patientinnen durch relative *Unterdosierung* der betreffenden Zytostatika zustande kam [5]. Diese menopausale Diskordanz fand sich jedenfalls nicht bei den postmenopausalen Patientinnen der Mailänder-Studie, welche voll mit CMF dosiert waren (Level 1 nach Bonadonna). Jedenfalls zeigen derzeit mindestens 6 kontrollierte adjuvante Chemotherapiestudien mit unterschiedlichen Zytostatikakombinationen diese menopausale Diskordanz zwischen prä- und post-menopausalen Patientinnen *nicht* (vgl. Tab. 6 sowie Tab. 2 + 3). Mehrere Studien [12, 15, 29a, 48] lassen vielmehr darauf schließen, daß der Vorteil der gewählten adjuvanten Therapiemaßnahme

Tabelle 6. Adjuvante Chemotherapie-Studien beim operablen Mammakarzinom mit günstiger Wirkung auch bei postmenopausalen Patientinnen

Gruppe/ Studie	Mediane Beobacht.-dauer (J.)	RFS [+%]	AOS [+%]	Bemerkungen
OSAKO 06/74	7	*+25*	*+15*	*Nur* bei postmeno Pat.
COG	4	?	?	p=0.01, *nur* bei postmeno Pat.
CALGB	5	+27	+15	v.a. bei postmeno Pat.
NSABP B-09	3	+23	+ 8	bei postmeno Pat. > 50 J.
LBCSG III	3	+28	+?	alles postmeno Pat.
Scand. Trial I	15	+25	+13	Keine Differenz zwischen prä- u. postmeno Pat.

Eponyme der Therapiegruppen und -schemata vgl. vorangehende Tab.

vorwiegend oder ausschließlich der *postmenopausalen* Patientinnen-Untergruppe zustatten kam. Es erscheint deshalb im heutigen Zeitpunkt ungerechtfertigt, postmenopausale Patientinnen von allenfalls routinemäßig angewandter adjuvanter Chemotherapie ausschließen zu wollen. Die Daten laufender Großstudien bleiben abzuwarten.

Wirksamkeit der adjuvanten Chemotherapie bei Patientinnen mit 4 und mehr positiven axillären Lymphknoten?

Mehrere frühere und auch jüngere adjuvante Chemotherapiestudien bei Mammakarzinom mit Monotherapie aber auch CMF, zeigten wenig bis keine Erhöhung von RFS und OAS bei Hochrisiko-Patientinnen mit 4 und mehr tumorpositiven axillären Lymphknoten [6, 19, 21, 44a, 48]. Dies führte zu weiteren Studien mit intensiverer adjuvanter Chemotherapie mit Vierer- und Fünfer-Komtinationsschemata wie im Beispiel der CALGB- und ECOG-Studien [54, 55]. Tabelle 7 enthält 4 prospektiv randomisierte und 3 historisch kontrollierte Untersuchungen mit Chemotherapie-Schemata, welche auch bei diesen stark rezidivgefährdeten Frauen zu einem offenbar signifikanten Anstieg zumindest des RFS führten [1, 9, 13, 19, 22, 54, 55]. Im Falle der 3 nicht randomisierten Untersuchungen (Cooper, Houston, Arizona) wurde auch eine – historisch kontrolliert – signifikant erhöhte Gesamtüberlebenswahrscheinlichkeit nach 5–8 Jahren angegeben. Falls sich diese Daten auch in den prospektiv kontrollierten Patientenserien bestätigen sollten, wäre es durchaus angezeigt, solche in Studien erarbeiteten und offensichtlich bezüglich Toxizität gangbaren adjuvanten Therapien bei dieser Untergruppe von Frauen mit dem höchsten Metastasierungsrisiko in der Praxis anzuwenden. Interessant ist auch in dieser Zusammenstellung die Tatsache, daß auch bei Frauen mit fortgeschrittener, positiver Axilla ausschließlich oder vorwiegend *postmenopausale* Patientinnen von den betreffenden Behandlungsschemata profitieren sollen. Abbildung 5 zeigt die ermutigenden 4-Jahresdaten der CALGB-Studie mit CMF-VP versus CMF: Selbst Patientinnen mit mehr als 10 tumorpositiven axillären Lymphknoten weisen nach 3–4 Jahren eine deutlich höhere RFS auf als Patientinnen, welche lediglich mit CMF behandelt wurden [54].

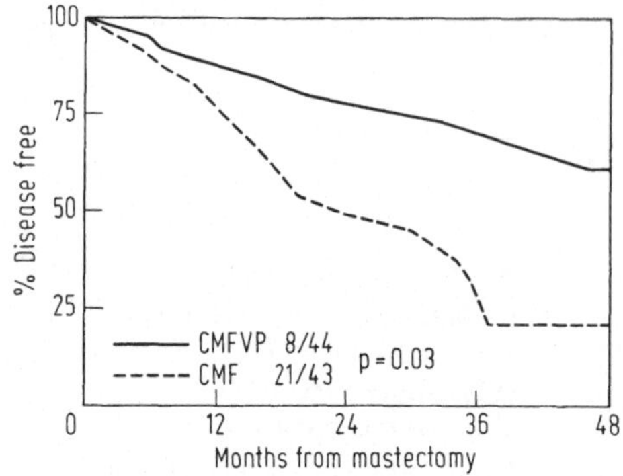

Abb. 5. Rezidivfreies Überleben (RFS) für Patientinnen mit ≧10 pos. axillären LK unter Nachbehandlung mit CMF bzw. CMFVP in der adjuvanten CALGB-Studie, nach Tormey [54]

Tabelle 7. Adjuvante Chemotherapie-Studien beim Mammakarzinom mit günstiger Wirkung auch bei Patientinnen mit 4 und mehr axillär befallenen Lymphknoten

Gruppe/ Studie	Mediane Beobacht.-dauer (J.)	Therapie	Bemerkungen
NSABP B-07 [19]	4	PF	Nur bei Pat. > 50 J.
NSABP B-09 [21]	2,5	PF, PFT	Nur bei Pat. > 50 J.
CALGB [54]	5	CMFVP	V. a. bei postmeno Pat.
ECOG [55]	3	CMFP (T)	Alles prämeno Pat. gemäß Studienaufbau
Cooper [13]	8	CMFVP	nicht-randomisiert, HK
Houston MDAH [9]	5	FAC/BCG	nicht randomisiert, HK
Arizona-Trial [1]	5	AC	nicht randomisiert, HK

Eponyme der Gruppen und Therapieschemata vgl. vorangehende Tab.
HK = Historische chirurgische Kontrollen (desselben Zentrums bzw. derselben Gruppe)

Korrelation zwischen Behandlungsintensität und klinischer Wirkung der adjuvanten Chemotherapie?

Eine retrospektive (leider zu spät erfolgte) Analyse der effektiv verabreichten Zytostatikadosen in der ersten Mailänder CMF-Studie ergab, daß der Großteil der postmenopausalen Patientinnen signifikant kleinere Medikamentendosen erhalten hat als die Mehrheit der prämenopausalen Patientinnen [5, 44]. Dies war um so schwerwiegender, als bereits das initiale Studienprotokoll *Dosiskürzungen* für postmenopausale Patientinnen vorsah. Es scheint, daß diese Dosisreduktionen nicht ausschließlich wegen objektiver, das heißt hämatologischer Toxizität erfolgt sind. Jedenfalls zeigt Tab. 8 eine enge Korrelation zwischen dem Prozentsatz der erhaltenen Zytostatikadosen (in Prozent der errechneten Solldosen) und der rezidivfreien Überlebenszeit nach 5 Jahren, dies sowohl in der Mailänder-CMF-Studie wie in unserer eigenen ostschweizerischen LMF-Adjuvansstudie. Zwischen den Patientinnen, welche suboptimale Dosen von CMF bzw. LMF erhalten hatten und den überhaupt nicht zytostatisch nachbehandelten chirurgischen Kontrollen bestand bezüglich RFS nach 5 Jahren überhaupt kein Unterschied. Abbildung 6 unterstreicht diese Dosis-Wirkungs-Abhängigkeit auch in bezug auf die Gesamt-Überlebenschance am Beispiel der OSAKO-Adjuvansstudie mit LMF/BCG (7-Jahresdaten 1983). Trotz dieser an sich logischen Tatbestände muß klar darauf hingewiesen werden, daß diese Korrelationen durch *retrospektive* Analyse und nicht durch prospektiven Vergleich erfolgten. Andere Studiengruppen, vor allem die NSABP waren offensichtlich mit verschiedenen retrospektiven Untersuchungsansätzen nicht in der Lage, eindeutige Zusammenhänge zwischen verabreichten Zytostatikadosen und der Prognose der behandelten Patientinnen herzuleiten [21].

Tabelle 8. Einfluß der Therapieintensität (Totaldosis innert Therapiedauer) auf die rezidivfreie Überlebenswahrscheinlichkeit nach 5 Jahren beim operablen Mammakarzinom

Gruppe/ Studie	Adjuvante Therapie	% erhaltene Chemotherapiedosis (kumul.)	RFS 5 J.	Signifikanz P
Milano [5]	CMF×12	>85%	79.3	0.04
	CMF×12	55–84%	59.1	
	CMF×12	<55%	50.1	0.002
	Chir. allein	–	48.2	
OSAKO, St. G. [49]	LMF×6	≥90%	75.4	0.09
	LMF×6	<89%	59.0	0.01
	Chir. allein	–	52.9	

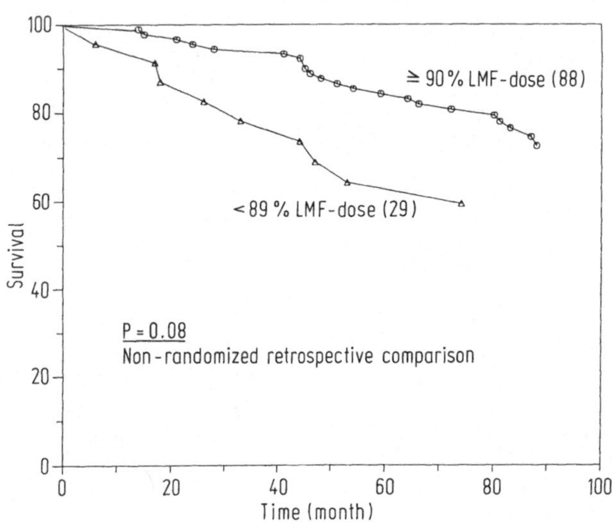

Abb. 6. Abhängigkeit des Gesamtüberlebens adjuvant behandelter Mammakarzinompatientinnen von der totalen LMF-Chemotherapiedosis innert 6 Monaten (OSAKO-Studie 06/74, 7-Jahresdaten 1983).

Adjuvante Chemotherapie bei nodal-negativen Patientinnen?

Nachdem mehrere frühere Untersuchungen bei nodal-positiven Patientinnen Ansätze zur Rezidivverzögerung und Erhöhung von RFS und OAS ergaben, schien es uns vor knapp 10 Jahren logisch, dieses Konzept im Rahmen der OSAKO-Studie 06/74 in streng randomisierter Weise auch bei nodal-negativen Patientinnen zu testen. Aus theoretisch-experimentellen Überlegungen heraus müßte das wissenschaftliche Rationale der adjuvanten Chemotherapie gerade bei dieser Patientengruppe mit kleinstmöglicher postoperativer Residual-Tumorzellzahl die besten kurativen Erfolge bringen [45, 46, 47, 50]. Tabelle 9 zeigt die längerfristigen Resultate der beiden bisher einzigen randomisierten Studien mit adjuvanter Chemotherapie bei N-Patientinnen. Sowohl die Gruppe von Kardinal und Donegan [32, 48] sowie unsere eigenen Daten der ostschweizerischen OSAKO-Studie weisen gleichlautend darauf hin, daß sowohl die rezidivfreie wie Gesamtüberlebenschance bei nodal-negativen Patientinnen mit relativ einfacher, befristeter adjuvanter Chemotherapie signifikant angehoben werden kann. Der Wert von 92% Gesamtüberleben 7 Jahre postoperativ in der OSAKO-Studie (im Vergleich mit 74% im Chirurgie-Kontrollarm) ist beachtlich, dies um so mehr als im LMF + BCG Arm bei nodal-negativen Patientinnen seit 2 Jahren kein weiterer Todesfall mehr aufgetreten ist. Dennoch bleibt klar darauf hinzuweisen, daß diese an begrenzten Patientinnenzahlen (je ca. 60 pro Regime) erhobenen, sehr ermutigenden Daten der wissenschaftlichen Bestätigung in weiteren, zahlenmäßig ausgedehnteren Untersuchungen bedürfen. Solche Studien (wie zum Beispiel die Ludwig Breast Cancer V) und eine zwischenzeitlich inaugurierte ECOG-Studie laufen. Es wird mindestens 4–5 Jahre dauern, bis diese Nachprüfungen klinisch verwertbare Daten abwerfen. Im weiteren haben sich im Verlaufe der letzten Jahre aufgrund sorgfältiger Analysen zusätzliche *Risikofaktoren* wie Hormonrezeptorstatus, intramammäre Lymphangiosis carcinomatosa, Gefäßinvasion etc. herauskristallisiert, welche uns nebst der Primärtumorgröße (über oder unter 2 cm) ermöglichen, N-Patientinnen mit höherem Rückfall-Metastasierungsrisiko zur adjuvanten Chemotherapie zu selektionieren. Allerdings bedürfen alle diese genannten Faktoren noch einer prospektiven Überprüfung in größeren klinischen Studien [36, 37].

Tabelle 9. Studien mit adjuvanter Chemotherapie bei nodal-negativen Patientinnen mit operablem Mammakarzinom

Gruppe/ Studie	Adjuvante Therapie	Mediane Beobacht.-dauer (J.)	RFS %	OAS %	Signifikanz
Kardinal u. Donegan [32]	Thio-Tepa Chir. allein	10	? ?	82* 60*	p 0.01?
OSAKO 06/74 St. Gallen [48]	LMF/BCG Chir. allein	7	73 63	92 74	p 0.02
LBCSG Trial V [33, 34]	CMF × 1 periop. Chir. allein	–	–	–	zu früh

* Schätzung aus Überlebenskurve S. 2045 [32]

Adjuvante Hormontherapie: Unerwartetes Comeback

Frühere kontrollierte Studien mit adjuvanter chirurgischer oder Röntgen-Kastration bei prämenopausalen Patientinnen nach radikaler Mastektomie ergaben in der Regel keinen oder einen höchstens marginalen Gewinn an RFS und OAS nach 5 und mehr Jahren [4, 49, 53]. Immerhin zeigte eine kanadisch-britische Studie von Meakin bei Röntgen-kastrierten und langfristig mit niederdosiert Prednison behandelten Frauen einen signifikanten Überlebensgewinn bei perimenopausalen Patientinnen älter als 45 Jahre [35]. Die universale Verfügbarkeit von Hormonrezeptoranalysen und von neuen, wenig toxischen Antiöstrogenen (Tamoxifen) sowie Steroidsynthesehemmer (Aminoglutethimid) bewirkten – zusammen mit der Frustration über die lediglich teilweisen Erfolge der adjuvanten Chemotherapie – in den letzten Jahren ein beachtliches „Comeback“ der additiven adjuvanten Hormontherapie [3, 25, 39]. Tabelle 10 faßt einige derzeit laufende kontrollierte Studien mit einer mittleren Beobachtungszeit von 3–4 Jahren zusammen. Diese im Vergleich mit der ersten und zweiten Generation adjuvanter Chemotherapiestudien noch zu kurze Kontrolldauer verhindert derzeit gültige Aussagen. Immerhin zeigen mindestens die dänischen Studien [39, 41] nach 3 Jahren eine marginale bis signifikante Verminderung der Rezidive, was sich jedoch (noch) nicht in einen erhöhten Prozentsatz von Gesamtüberlebenden umsetzt – eine Erfahrung, die den frühen postoperativen Röntgenkastrations-Studien und auch mehreren Untersuchungen mit adjuvanter Chemotherapie entspricht. Bis vermehrte und insbesondere länger-

Tabelle 10. Resultate adjuvanter Hormontherapiestudien mit randomisiertem chirurgischem Kontrollarm beim operablen Mammakarzinom

Gruppe/ Studie	Mediane Beobacht.-dauer (J.)	Therapie	Wichtigste Resultate RFS	OAS	
Christie-Holt [40] pre-meno	4	TAM RT-Kastr.	90% 88%	92% 94%	Haupteffekt bei N≧4?
post-meno	4	TAM Chir	? ?	88% 85%	Haupteffekt bei N≧4 (78 vs 22%)?
Danish National Coop. Trial [41]	3	TAM Chir	69% 60%	? ?	Alle Pat. postmeno, Haupteffekt bei N≧4 (61 vs 37%)?
Copenhagen (pre-meno) [39]	3	TAM Chir	*79%* *65%*	? ?	Erhöhtes RFS, zu früh für OAS
Copenhagen (post-meno) [39]	3	TAM DES Chir	*76%* *82%* *63%*	? ? ?	Erhöhtes RFS für TAM und DES, zu früh für OAS
LBCSG III+IV (post-meno) [25]	3	P+TAM Chir	*59%* *45%*	74% 80%	Erhöhtes RFS, aber ? erniedrigtes OAS!
Toronto (post-meno) [39a]	3	TAM Chir	62% 49%	? ?	Haupteffekt bei nicht nachbestrahlten Pat.

Kursiv gedruckte Prozentwerte = statistisch signifikante Differenz

fristige Resultate vorliegen, ist auch die adjuvante Hormontherapie weiterhin als *experimentelle* Behandlung zu betrachten. Der Hinweis auf ihre geringe Soforttoxizität ist kein allzu wissenschaftliches und weitblickendes Argument zu ihrer Routineanpreisung. Es bestehen auch ernst zu nehmende Befürchtungen, daß gewisse Formen der adjuvanten Hormontherapie (zum Beispiel die Kombination Tamoxifen + Prednison) im Ludwig Breast Cancer Trial III + IV und PF + Tamoxifen in der NSABP-Studie B-09 sich bei gewissen Patientinnen-Untergruppen prognostisch ungünstig auswirken [25, 22].

Über die *Kombination* von adjuvanter Chemo- und Hormontherapie liegen derzeit auch noch keine längerfristigen Erfahrungen vor. Mindestens 6 derartige kontrollierte Studien sind derzeit in den USA und auch international (Ludwig Breast Cancer Trial) im Fluß (vgl. Lit. [6, 49]). In der Regel wird CMF (VP) oder PF mit und ohne Tamoxifen (+ Prednison) vergleichend geprüft, lediglich in einer einzigen Studie (Ludwig Breast Cancer Trial III) mit einem chirurgischen Kontrollarm. Mehr noch als die hormonale Monotherapie und immerhin schon längerfristig verwendete adjuvante Chemotherapieprogramme sind solche Chemo-Hormon-Adjuvans-Therapien als *klinische Forschung* und nicht als Routinebehandlung für die Praxis zu betrachten. Positive, aber auch prognostisch unter Umständen negative Überraschungen (wie zum Beispiel in der NSABP-Studie B-09) sind derzeit noch nicht überblickbar.

Spättoxizität und Zweittumoren?

In keinem Vortrag und in keiner Übersichtsarbeit zur adjuvanten Chemotherapie fehlt der Hinweis auf die möglichen Spätfolgen dieser multimodalen Behandlungsstrategie, insbesondere die Befürchtung vor dem Auftreten allfälliger Zweittumoren nach längerfristiger (allerdings intermittierender) Immundepression. Für diese Befürchtung sprechen gewisse – allerdings nur bedingt auf die menschliche Tumortherapie übertragbare – tierexperimentelle Daten wie auch die klinischen Erfahrungen einer erhöhten Leukämogenität jahrelanger Alkylantien-Therapie bzw. intensiver kombinierter Radio-Chemotherapie beim Morbus Hodgkin sowie bei multiplem Myelom [10, 42, 49]. Im deutlichen Gegensatz dazu weisen jedoch die streng kontrollierten Patientinnengruppen mit befristeter adjuvanter Chemotherapie auch nach 7–15 Jahren Kontrolldauer keine erhöhten Zweittumorraten auf, insbesondere auch keine Vermehrung sekundärer hämatologischer Neoplasien [6, 28, 38, 43, 54]. Es besteht im Gegenteil in den meisten Studien ein Trend zur Verminderung der sekundären Neoplasien in den adjuvant behandelten Patientinnengruppen, was interessante theoretische Spekulationen über den Effekt befristeter Zytostatikaprogramme auf allfällige inzipiente Tumoren aufwirft.

Derzeit ungelöste Probleme der adjuvanten Chemotherapie beim Mammakarzinom

Tabelle 11 versucht, eine umfassende Liste derzeit noch ganz oder teilweise ungelöster Probleme bezüglich einer optimalen Gestaltung adjuvanter Chemotherapieprogramme beim operablen Mammakarzinom zu geben. Diese Zusammenstellung erhebt keinen Anspruch auf klinisch-wissenschaftliche Vollständigkeit. Es wird aus ihr jedoch jedem kritisch und verantwortlich denkenden Arzt klar, daß es die vielen

Tabelle 11. Offene Fragen und Probleme bei der adjuvanten Chemotherapie des operablen Mammakarzinoms

1. *Nodal-positive Patientinnen:*
   - Behandlungszeitpunkt und -dauer (12–6–3–1 Zyklus)?
   - Behandlungsintensität (Dosis)?
   - Patientinnen mit 4 pos. LK: optimales Regime?
   - Sequentielle, nicht kreuz-resistente Chemotherapieregimes?
2. *Nodal-negative Patientinnen:*
   - Adjuvante Chemotherapie überhaupt nötig; wenn ja, in welchen Risiko-Untergruppen?
   - Toxizität versus Akzeptanz? Spätfolgen?
   - Kosten-Nutzen-Verhältnis?
3. *Adjuvante Kombinationstherapien/Alternativen:*
   - Adjuvante Chemo- + Hormontherapie/Radiotherapie?
   - Adjuvante Hormontherapie allein, bei welchen Untergruppen?
   - Hormonale Spätfolgen (Kardiovaskuläres System?)
   - Adjuvante Chemotherapie ± -Hormon/Radiotherapie bei Risikopat. 4 LK?
   - Brusterhaltende Operationen ± Radiotherapie ± adjuvante Chemotherapie?

offenen Fragen angezeigt erscheinen lassen, diese multimodalen Behandlungsprogramme noch weitgehend als eine Domäne der *klinischen Forschung* zu betrachten. Dies schließt allerdings nicht aus, daß in mehreren Studien gleichsinnig erarbeitete *Teilerfolge* in kritischer Weise durch internistisch-onkologisch geübte Ärzte in die tägliche Fachpraxis übernommen werden, wie dies in anderen Sparten der medizinischen Rezidiv-Prophylaxe auch der Fall ist (zum Beispiel Myokardreinfarkt-Prophylaxe durch Aggregationshemmer etc.).

Mehrere wichtige Fragen konnten inzwischen bereits aufgrund sorgfältiger Studienauswertungen schrittweise gelöst werden. So kann zum Beispiel nach mehr als 5 Jahren mittlerer Kontrolldauer kein signifikanter Unterschied bezüglich RFS und OAS nach Verkürzung der adjuvanten Therapiedauer von 12 auf 6 Zyklen CMF beobachtet werden [6, 52]. Auch scheint aufgrund der vorliegenden 8- bzw. 7-Jahreskontrolldaten der Milano-Studie und der OSAKO-Studie die *Therapieintensität* für die Verbesserung der Langzeitprognose wichtiger zu sein als die Therapiedauer bzw. eine „möglichst humane Therapieführung" mit vielfältigen, nicht objektiv begründeten Dosierungskompromissen [6, 48, 49].

Ungelöst bleibt insbesondere der *Zeitpunkt* des optimalen Einsatzes einer genügend intensiv dosierten adjuvanten Chemotherapie. Frühere Studienergebnisse aus Skandinavien [38] sowie tierexperimentelle Daten lassen erhoffen, daß der kurative Gewinn durch einen möglichst frühzeitigen (peri- oder sogar präoperativen) Einsatz der adjuvanten Chemotherapie gesteigert werden kann. Diese interessante Hypothese wird gegenwärtig in mehreren Studien geprüft [2, 34]. Resultate sind indessen nicht vor 3–4 Jahren zu erwarten. Ungeklärt bleibt auch der mögliche Gewinn oder eventuelle Schaden des *Zusammenspiels* unterschiedlicher adjuvanter Therapiemodalitäten wie zum Beispiel Hormon-Chemotherapie bzw. Radio-Chemotherapie. Insbesondere auf dem letzteren Sektor bestehen derzeit aufgrund lediglich historisch vergleichender Untersuchungen mehr Spekulationen als prospektiv kontrollierte Daten. In einer einzigen randomisierten Studie mit CFP versus CFP + Radiotherapie nach eingeschränkt radikaler Mastektomie bestand kein signifikanter Unterschied bezüglich RFS und OAS zwischen den beiden adjuvanten Behandlungsprogrammen. Beide waren bezüglich RFS (aber nicht OAS) wirksamer als eine adjuvante Monotherapie mit L-PAM [1 a].

Im weiteren scheint sich als publizistische Frucht der letzten Jahre die Einsicht durchzusetzen, daß vorzeitige, meist prestigebetonte Trendmeldungen vor Ablauf von mindestens 3–5 Jahren mittlerer Kontrolldauer wenig mit verantwortlicher Information über klinische Forschungsprogramme zu tun haben. Sie stiften sowohl innerhalb der Ärzteschaft wie insbesondere in der Laienpresse, bei Politikern, sowie forschungsfinanzierenden Gremien mehr Verwirrung und ungute Behandlungsbegehrlichkeit als daß sie zur sachlichen Indikationsstellung in der Praxis beitragen.

Literatur

1. Allen H, Brooks R, Jones SE et al. (1981) Adjuvant treatment for stage II breast cancer with adriamycin and cyclophosphamide. Adjuvant therapy of cancer III, Grune & Stratton, New York, p. 453
2. Baum M (1976) The curability of breast cancer. Brit Med J I:439
3. Baum M, Berstock D (1982) Breast cancer adjuvant therapy. Clinics in Oncology 1:901
4. Bonadonna G, Valagussa P, Rossi A et al. (1978) Are surgical adjuvant trials going to alter the course of breast cancer? Seminars of Oncol 5:450
5. Bonadonna G, Valagussa P (1981) Dose response effect of adjuvant chemotherapy in breast cancer. N Engl J Med 304:10
6. Bonadonna G, Valagussa P (1982) Adjuvant therapy of primary breast cancer, in Carter SK, Glatstein E, Livingstone RB (eds). Principles of cancer treatment, New York, p. 315
7. Brinkley D, Haybittle JL (1975) The curability of breast cancer. Lancet II:95
8. Brunner KW, Sonntag RW, Martz G et al. (1975) Controlled study of the use of combined drug therapy for metastatic breast cancer. Cancer 36:1208
9. Buzdar AU, Blumenschein GR, Hortobagyi GN, Yap HY (1980) 5 years follow up of FAC-BCG adjuvant therapy of stage II + III breast cancer. Cancer Chemother Pharm 5:8
10. Casiato DA, Scott JL (1979) Acute leukemia following prolonged cytotoxic agent therapy. Medicine (Baltimore) 58:32
11. Cavalli F, Pedrazzini A, Martz G et al. (1983) Randomized trial of 3 different regimes of combined chemotherapy in patients receiving simultaneous hormonal treatment for advanced breast cancer. Europ J Cancer 19:1615
12. Cooper MR, Rhyne AL, Muss HB et al. (1981) A randomized comparative trial of chemotherapy and irradiation therapy for stage 2 breast cancer. Cancer 47:2833
13. Cooper RG, Holland JF, Glidewell O (1979) Adjuvant chemotherapy for breast cancer. Cancer 44:793
14. Cutter SJ, Myers MH, Green SB (1975) Trends in survival rates in patients with cancer. N Engl J Med 293:122
15. Davis HL, Metter GE, Ramirez G et al. (1979) An adjuvant trial of L-PAM versus CMF-V following mastectomy for operable breast cancer. Proc ASCO 20:358
16. De Vita V jr (1981) Recent perspectives on the development of drug resistance and some more good news, in Salmon SE, Jones SE (eds) Adjuvant therapy of cancer III, Grune & Stratton, New York, p. 3
17. Fisher B, Slack NH, Ravdin RG et al. (1968) Surgical adjuvant chemotherapy in cancer of the breast. Results of a decade of cooperative investigation. Ann Surg 168:337
18. Fisher B, Slack NH, Cavanaught PJ et al. (1970) Postoperative radiotherapy in the treatment of breast cancer: results of an NSABP trial. Ann Surg 172:711
19. Fisher B (1977) Biological and clinical considerations regarding the use of surgery and chemotherapy in the treatment of primary breast cancer. Cancer 40:574
20. Fisher B (1979) Breast cancer management – alternatives to mastectomy. N Engl J Med 301:326
21. Fisher B (1980) Laboratory and clinical research in breast cancer – a personal adventure. Cancer Res 40:3863

22. Fisher B, Redmond C, Brown A et al. (1981) Treatment of primary breast cancer with chemotherapy and tamoxifen. N Engl Med J 305:1
23. Frey U, Senn HJ (1978) Nachweis ossärer Tumormetastasen. Schweiz Med Wschr 108:82
24. Glucksberg H, Rivkin SE, Rasmussen S et al. (1982) CMFVP versus L-PAM for operable breast cancer with positive axillary nodes. A Southwest Oncology Group Study. Cancer 50:423
25. Goldhirsch A and Ludwig Breast Cancer Study Group (1983) Personal communication
26. Haybittle JL (1983) Is breast cancer ever cured? Reviews on endocrine related cancer 14:13
27. Henderson JC, Gelman R, Parker LM et al. (1982) 15 versus 30 weeks of adjuvant chemotherapy of breast cancer patients with high risk of recurrence. Proc ASCO 1:75
28. Holdener EE, Osterwalder J, Senn HJ (1982) Zweitmalignome bei operiertem Mammakarzinom: Vergleich retrospektiver und prospektiver Erfahrungen. Schweiz Med Wschr 112:1800
29. Holland JF (1976) Major advance in breast cancer therapy. N Engl J Med 294:440
30. Jones SE (1983) Personal communication
31. Jungi WF, Alberto P, Brunner KW et al. (1981) Short or longterm adjuvant chemotherapy for breast cancer. Adjuvant therapy of cancer III, Grune & Stratton, New York, p. 395
32. Kardinal SG, Donegan WL (1980) Second cancers after prolonged adjuvant Thio-Tepa for operable breast cancer. Cancer 45:2042
33. Ludwig Breast Cancer Study Group (1983) Toxic effects of early adjuvant chemotherapy for breast cancer. Lancet II:542
34. Ludwig Breast Cancer Study Group (1983) Unpublished data
35. Meaking JW, Allt FA, Beale TC et al. (1977) Ovarian irradiation and prednisone following surgery for carcinoma of the breast. Adjuvant therapy of cancer I, Elsevier, Amsterdam, p. 95
36. Merlin C, Gloor F, Hardmeier T, Senn HJ (1980) Hat die intramammäre Lymphangiosis carcinomatosa eine prognostische Bedeutung beim nodal-negativen Mammakarzinom? Schweiz Med Wschr 110:605
37. Nime FA, Rosen TP, Thaler H et al. (1977) Prognostic significance of tumor cell emboli in intramammary lymphatics in patients with mammary carcinomas. Ann Surg Path 1:25
38. Nissen-Meyer R, Kjellgren K, Mansson B (1982) Adjuvant chemotherapy in breast cancer. Recent Results Cancer Res 80:142
39. Palshof T, Mouridsen HT, Daehnfeldt JL (1983) Report on the Copenhagen breast cancer trials; adjuvant endocrine therapy of primary operable breast cancer. Breast cancer – experimental and clinical aspects, Pergamon Press, Oxford, p. 119
40. Ribeiro G, Palmer K (1983) Adjuvant tamoxifen for operable carcinoma of the breast; report of clinical trial by the Christie Hospital and Holt Radium Institute. Br Med J 286:827
41. Rose C, Thorpe SM, Mouridsen HT et al. (1983) Antiestrogen treatment of postmenopausal women with primary high risk breast cancer. Breast Cancer Res Treat 3:77
42. Rosner F, Grunwald H (1975) Hodgkin's disease and acute leukemia. Am J Med 57:927
43. Rosner F, Carey RW (1978) Breast cancer and acute leukemia. Am J Haematol 4:151
44. Rossi A, Bonadonna G, Valagussa P, Veronesi U (1981) Multimodal treatment in operable breast cancer: 5 year results of the CMF program. Br J Med 282:1427
45. Schabel FM (1975) Concept for systemic treatment of micrometastases. Cancer 35:15
46. Schabel FM (1977) Surgical adjuvant chemotherapy of metastatic murine tumors. Cancer 40:558
47. Senn HJ, Mayr AC (1979) Adjuvant chemotherapy in breast cancer – Swiss cooperative studies. Cancer Treat Rev (Suppl) 6:79
48. Senn HJ, Amgwerd R, Jungi WF et al. (1981) Adjuvant chemo-immunotherapy with LMF and BCG in node-negative and node-positive breast cancer; 5 year results. Adjuvant therapy of cancer III, Grune & Stratton, New York, p. 385
49. Senn HJ (1982) Current status and indications for adjuvant chemotherapy in breast cancer. Cancer Chemother Pharmacol 8:139
50. Skipper HE (1978) Adjuvant chemotherapy. Cancer 42:936
51. Sutow WW, Sullivan MP (1976) Childhood cancer – the improving prognosis. Postgrad Med 59:131

52. Tancini G, Bonadonna G, Valagussa P et al. (1983) Adjuvant CMF in breast cancer: comparative 5 year results of 12 cycles versus 6 cycles. J Clin Oncol 1:2
53. Tormey DC (1975) Combined surgery and chemotherapy in breast cancer – a review. Cancer 36:881
54. Tormey DC, Weinberg VE, Holland JF et al. (1983) A randomized trial of 5 and3 drug chemotherapy and chemoimmunotherapy in women with operable node positive breast cancer. J Clin Oncol 1:138
55. Tormey DC, Kalish L, Cummings FJ, Carbone P (1983) Premenopausal breast cancer adjuvant chemotherapy – the ECOG trial. Proc ASCO 2:102
56. Trask C, Souhami R (1982) Multimodal treatment in operable breast cancer. Br Med J 282:1571
57. Valagussa P, Bonadonna G, Veronesi U (1978) Patterns of relapse and survival following radical mastectomy. Cancer 41:1170
58. Van der Linde F (1977) Definition der Bevölkerungsgruppen mit hohem Risiko beim Mammakarzinom. Schweiz Med Wschr 107:962
59. Velez-Garcia E, Moore M, Marcid V et al. (1983) Postoperative adjuvant chemotherapy with or without radiation in patients with stage II breast cancer – a SECSG study. Proc ASCO 2:111
60. Veronesi U, Costa A, Grandi C (1977) Surgical treatment of primary breast cancer. Schweiz Med Wschr 107:987
61. Young RC, Lippman M, De Vita VT et al. (1977) Perspectives in the treatment of breast cancer. Ann Int Med 86:784

Herrn Dr. A. Goldhirsch, Ludwig Institut für Krebsforschung, Inselspital Bern, danke ich für wertvolle Kritik und die Überlassung wichtigen Zahlenmaterials für die vorliegende Arbeit.

Nachtrag zum Literaturverzeichnis:

1a. Ahmann DL, Payne WS, Scanlon PW et al. (1978) Repeated adjuvant chemotherapy with phenylalanin mustard or 5 fluorouracil, cyclophosphamide and prednisone with or without radiation, after mastectomy for breast cancer. Lancet I:893
29a. Howat IMT, Hughes R, Durning P et al. (1981) A controlled clinical trial of adjuvant chemotherapy in operable cancer of the breast. Adjuvant therapy of cancer III, Grune & Stratton, New York, p. 371
39a. Pritschard KI, Meakin JW, Boyd NF et al. (1983) A prospective randomized controlled trial of adjuvant tamoxifen in postmenopausal women with axillary node positive breast cancer. Proc ASCO 2:104
44a. Rubens RD, Hayward JL, Knight RK et al. (1983) Controlled trial of adjuvant chemotherapy with melphalan for breast cancer. Lancet I:839
44b. Sauter Chr (1983) Hat die heutige adjuvante zytostatische Chemotherapie bei radikal operierten Mammakarzinompatientinnen versagt? Schweiz Med Wschr 113:414

Mammakarzinom: Strahlentherapie

H.-P. Heilmann

Einleitung

Die Diskussion um die beste Behandlung des Mammakarzinoms, speziell um den Wert der adjuvanten Therapie, wird seit mehreren Jahrzehnten geführt, und ein Ende ist nicht abzusehen. Wenn der Radioonkologe aufgefordert wird, zur Therapie des Mammakarzinoms Stellung zu nehmen, denkt man daher zuerst an die adjuvante postoperative Strahlentherapie und vergißt dabei leicht, daß wesentliche Aufgaben der Strahlentherapie beim Mammakarzinom in der primären Therapie des inoperablen Mammakarzinoms, in der Palliativtherapie und heute vor allem in der brusterhaltenden Therapie des Mammakarzinoms liegen.

Die adjuvante postoperative Strahlentherapie des Mammakarzinoms

Ich möchte trotzdem mit dem umstrittensten Punkt, der adjuvanten Therapie, beginnen. Nachdem die Strahlentherapie lange Zeit routinemäßig, d.h. bis zu einem gewissen Grade kritiklos, postoperativ eingesetzt wurde, zeigte die 1959 von Paterson und Russell veröffentlichte prospektive randomisierte Studie erstmals, daß durch diese Maßnahme auf die Überlebensraten offensichtlich kein Einfluß genommen wurde. Dies wurde im folgenden durch andere Studien bestätigt.

Es ist nicht sinnvoll und auch aus Zeitgründen nicht möglich, die ganze seitdem mit großer Heftigkeit geführte Diskussion über das Pro und Contra der adjuvanten Radiotherapie hier zu rekapitulieren. Ich möchte demgegenüber lieber die Frage in den Vordergrund stellen, die jeder Arzt, der Frauen mit Brustkrebs behandelt, sich heute täglich stellen muß: Was an unseren Kenntnissen über die adjuvante Therapie des Mammakarzinoms ist heute sicher, was wahrscheinlich und was unsicher?

Sicher ist, daß die Häufigkeit locoregionärer Rezidive durch eine adjuvante Strahlentherapie deutlich verringert wird.

Diese Aussage ist durch alle entsprechenden prospektiv-randomisierten Studien immer wieder bestätigt worden. Stellvertretend verweise ich nur auf die Zusammenfassung von Fisher (1973). Meines Erachtens kann man deshalb diese Aussage als sicher bezeichnen.

Die Verminderung der Häufigkeit locoregionärer Rezidive wirkt sich auf die Überlebensraten aber nicht in dem Maße aus, das man erwartet hatte. Die meisten Studien scheiterten deshalb mit dem Nachweis, daß eine adjuvante Radiotherapie auch die Überlebensraten beeinflußt.

Therapie des Mammakarzinoms
Büchner/Urbanitz/van de Loo

Unglücklicherweise wurden seit der Zeit, seit der die Radioonkologie über wesentlich leistungsfähigere Geräte verfügt und die Methodik der Strahlentherapie deutlich verbessert wurde, nur noch 2 prospektiv randomisierte Studien durchgeführt, da sich das Allgemeininteresse auf die gleichzeitig aufgekommene adjuvante Chemotherapie richtete in der verständlichen Vorstellung, eine offensichtlich meist systemische Erkrankung auch systemisch zu behandeln.

Unter den prospektiven radiotherapeutischen Studien zeigt die Untersuchung von Høst und Brennhovd (1977), daß ein Einfluß auch auf die Überlebensraten dann nachweisbar war, wenn die Behandlung mit Megavoltmethodik durchgeführt wurde.

In der Studie von Wallgren und Mitarbeitern (1980) fand sich ein Einfluß der adjuvanten Strahlentherapie auf die Überlebensraten vorwiegend in der Gruppe der präoperativ bestrahlten Patienten. Kritisch ist anzumerken, daß in der Studie von Høst und Brennhovd eine Beeinflussung durch eine unsystematisch durchgeführte ablative Hormontherapie möglich ist und in beiden Studien die Unterschiede zwischen Therapiegruppe und Kontrollgruppe mit der Nachbeobachtungszeit geringer werden. Ein Einfluß der adjuvanten Radiotherapie auf die Überlebensraten kann deshalb nicht als sicher bezeichnet werden.

Wahrscheinlich ist, daß bestimmte Untergruppen einen Vorteil von einer adjuvanten Chemotherapie, speziell nach dem CMF-Schema, haben, d.h. daß unter bestimmten Bedingungen die Überlebensraten durch diese Behandlung beeinflußt werden.

Hier sind allerdings auch noch viele Fragen offen; es ist m.E. nicht sicher, daß postmenopausale Frauen einen Vorteil durch die adjuvante Chemotherapie haben. Auch die Auffassung, die CMF-Therapie sei der Radiotherapie in der Verhinderung der Lokalrezidive ebenbürtig, ist noch nicht zweifelsfrei belegt.

Ich halte es weiterhin für wahrscheinlich, daß eine wirksame locoregionäre Therapie des Mammakarzinoms einen Einfluß auch auf die Überlebensraten hat.

Diese Aussage bleibt sicher nicht unwidersprochen. Auf die Mitteilungen aus dem chirurgischen Schrifttum zu diesem Thema gehe ich nicht ein. Eine relativ verläßliche Aussage über den Einfluß der Strahlentherapie bietet die Veröffentlichung von Clemmesen (1977) vom Dänischen Krebsregister, weil sie auf großen Zahlen beruht und von einem Nicht-Radiologen publiziert wurde, so daß – verständliches – Wunschdenken ausscheidet.

An einem Krankengut von 6586 Fällen fiel auf, daß im Stadium UICC I (ohne Lymphknotenmetastasen) bei älteren Frauen (über 54 Jahren) die 5-Jahres-Überlebensrate um 10% höher lag bei den Frauen, die eine adjuvante Radiotherapie erhalten hatten. Im Stadium II (mit Lymphknotenmetastasen) betrug dieser Unterschied sogar 15%. Bei jüngeren Frauen dagegen war im Stadium I kein Unterschied, im Stadium II ein Unterschied von nur 6% zu verzeichnen.

Vergleiche zwischen den Überlebensraten im Stadium II nach adjuvanter Chemotherapie oder adjuvanter Radiotherapie mit heutiger Methodik und Dosierung zeigen praktisch keine Unterschiede (Heilmann 1979). Auf dem 2. ESTRO-Kongreß in Bordeaux im September diesen Jahres verglich Wallgren die 8-Jahres-Überlebensraten des Stockholmer Trials über adjuvante Radiotherapie mit den Daten der Mailänder Studie über adjuvante CMF-Therapie. Die rezidivfreien Überlebensraten nach adjuvanter Strahlentherapie betrugen nach 8 Jahren 48%, ohne Strahlentherapie nur 33%. Diese Zahlen sind denen der Mailänder Studie über die adjuvante Chemotherapie sehr ähnlich.

Trotzdem bleiben natürlich Zweifel, und es ist daher verständlich, daß viele Onkologen den Effekt der Strahlentherapie auf die Überlebensraten für unsicher halten. Dies leitet über zu der letzten Gruppe.

Unsicher ist, daß Frauen außerhalb der Prämenopause oder mit weniger oder mehr als 1 bis 3 Lymphknoten einen Vorteil von der adjuvanten Chemotherapie haben.

Als unsicher wird vielfach auch der Effekt einer adjuvanten Radiotherapie auf die Überlebensraten angesehen.

Unsicher scheint mir – trotz ermutigender Ergebnisse – zur Zeit auch noch der Effekt einer adjuvanten Hormontherapie zu sein.

Unsicher ist auch noch, ob und in welcher Kombination der Einsatz von Chemotherapie und Radiotherapie in der adjuvanten Behandlung des Mammakarzinoms sinnvoll ist.

Für die tagtägliche Entscheidung am Krankenbett sind wir eigentlich heute schlechter dran denn je. Es reicht sicher nicht mehr, den Einsatz einer adjuvanten Therapiemethode nur dadurch zu begründen, daß die anderen, bisher eingesetzten Methoden ja nicht den gewünschten Erfolg gezeigt hätten. Auch der Ruf nach prospektiv randomisierten Studien allein kann nicht mehr als höchster Ausdruck wissenschaftlicher Skepsis und ärztlicher Verantwortung gewertet werden, nachdem inzwischen eine Unzahl von randomisierten Studien mit meist zu kleinen Fallzahlen vorliegt, die in ihren Ergebnissen die Situation zur Zeit eher verwirren, denn übersichtlicher gestalten.

In dieser Situation ist es schwer, Therapieempfehlungen zu geben. Als Radioonkologe stehe ich aber wie viele andere Kollegen täglich vor der Frage, wie die einzelne Patientin zu behandeln ist.

Hier muß nach meinem Dafürhalten nicht nur der sichere bzw. wahrscheinliche oder mögliche Effekt einer Therapie, sondern vor allen Dingen auch die Häufigkeit und der Schweregrad der Nebenwirkungen jeder adjuvanten Therapie wesentlich ins Kalkül gezogen werden. Da diese Nebenwirkungen nicht zuletzt von den vor Ort gegebenen tatsächlichen Therapiemöglichkeiten beeinflußt werden, kann eine sinnvolle adjuvante Therapie außerhalb von Studien eigentlich nur in dem ständigen Gespräch zwischen Operateur, Radioonkologen und medizinischem Onkologen gefunden werden.

In der Diskussion um den Einsatz einer adjuvanten Therapie zum Beispiel wird man nicht nur die individuelle Krankheitssituation, sondern vor allem auch die Erfahrungen über die Rezidivhäufigkeit beim jeweiligen operativen Vorgehen sowie Erfahrungen über Häufigkeit und Ausmaß von Nebenwirkungen radiotherapeutischer und chemotherapeutischer Maßnahmen berücksichtigen müssen.

Die Strahlentherapie im Rahmen der brusterhaltenden Operationen

Nachdem zunächst durch die dänische Studie (Kaae und Johannsen 1962) gezeigt werden konnte, daß eine Ablatio simplex mit Strahlentherapie die gleichen Ergebnisse zeitigt wie eine Radikal-Operation nach Rotter-Halsted, konnte schließlich die finnische Arbeitsgruppe (Rissanen und Holsti 1974) zeigen, daß zumindest bei T_1-Tumoren die Tumorektomie mit Strahlentherapie im Überleben und rezidivfreien Überleben die gleichen Ergebnisse lieferte wie die Radikal-Operation. Eine große Zahl weiterer Veröffentlichungen (z. B. Montague et al. 1979; Delouche, Bachelot 1980; Calle 1982) läßt es heute als sehr wahrscheinlich, wenn nicht bereits als sicher erscheinen, daß unter bestimmten Voraussetzungen die Tumorektomie in Verbindung mit einer Strahlentherapie die gleichen Ergebnisse zeitigt wie eine Radikaloperation, z. B. nach Patey.

Der Erhalt der Brust aber ist für die Frauen ein erstrebenswertes Ziel, dem wir von ärztlicher Seite soweit nachkommen sollten, wie dies ärztlich vertretbar ist.

Im Rahmen der BMFT-Studie wird diese Frage überprüft werden. Nach entsprechender Vorbereitungszeit beginnt diese Studie im Oktober diesen Jahres, und es ist zu wünschen, daß möglichst viele Kliniken an dieser Studie teilnehmen werden.

Die primäre Strahlentherapie des fortgeschrittenen inoperablen Mammakarzinoms

Die Wirkung der modernen Strahlentherapie mit Tumordosen zwischen 50 und 70 Gy (5000 bis 7000 rd) auf das Mammakarzinom ist unbestritten. Selbst sehr große Tumormassen lassen sich durch eine Strahlentherapie zur Rückbildung bringen, in Einzelfällen sogar vollständig vernichten.

Wegen der in diesem Stadium sehr häufigen Metastasierung einerseits sowie zur Potenzierung der Strahlenwirkung andererseits wurde in den letzten Jahren zunehmend die Radiotherapie mit der Chemotherapie in Form einer simultanen Chemo-Radiotherapie kombiniert.

Die Ergebnisse lassen sich durch diese kombinierte Behandlung gegenüber der alleinigen Radiotherapie offensichtlich verbessern (Veronesi 1977; Hortobagyi et al. 1983; Meek et al. 1983). In Einzelfällen gelingt es, nach Rückbildung des Tumors eine operative Maßnahme mit einzusetzen und damit einen kurativen Effekt der Behandlung anzustreben.

Die Arbeitsgruppe von Almaric und Mitarbeitern (1982) setzt die primäre ausschließliche Radiotherapie auch bei operablen Tumoren ein. Die jetzt aufgrund einer 20jährigen Erfahrung veröffentlichten Ergebnisse sind denen der operativen Therapie vergleichbar, nach Meinung der überwiegenden Zahl der Radioonkologen ist jedoch die Methode der kombinierten Behandlung in Form der Tumorektomie in Verbindung mit einer Strahlentherapie vorzuziehen.

Die Palliativtherapie

Bei der leider sehr großen Zahl von metastasierenden Mammakarzinomen ergeben sich immer wieder Situationen, die den Einsatz einer Strahlentherapie – möglichst zusätzlich zu einer systemischen Basistherapie – erfordern. Domäne der Strahlentherapie sind Knochenmetastasen, speziell Wirbelmetastasen, bei denen sich durch Einstrahlung von 40 Gy in 4 Wochen in ca. 80% Schmerzfreiheit erreichen läßt (Fahrion 1972).

Die Indikation zur operativen Stabilisierung ist bei Wirbelmetastasen in Einzelfällen, bei Extremitätenmetastasen grundsätzlich vor einer Strahlentherapie zu überprüfen, da die mangelnde Stabilität infolge von Knochenmetastasen gerade bei Extremitätenbefunden häufig noch während der Strahlentherapie zur pathologischen Fraktur führt, ehe eine genügende Rekalzifizierung eingetreten ist.

Ausgedehnte Haut- und Lymphknotenrezidive lassen sich allein durch eine Chemotherapie meist nicht beeinflussen und bedürfen der zusätzlichen Radiotherapie. Neben den Knochen- und Weichteilmetastasen stellen die retrobulbären Metastasen sowie die Hirnmetastasen ein dankbares Feld für eine palliative Strahlentherapie dar.

Bei systemischer Hormontherapie ist die simultane Radiotherapie problemlos, bei systemischer Chemotherapie dagegen muß in enger Kooperation mit dem medizinischen Onkologen darauf geachtet werden, daß die Gesamtbelastung des Patienten nicht zu hoch ist.

Schluß

Lassen Sie mich als Radioonkologen zum Abschluß dieser kurzen Übersicht eine Bitte äußern. Betrachten Sie Chemotherapie und Radiotherapie, speziell die adjuvante Chemotherapie und die adjuvante Radiotherapie, nicht als Konkurrenzmethoden, sondern als sinnvolle Bausteine in einem interdisziplinären Therapiekonzept. Helfen Sie uns Radioonkologen zu erkennen, in welchen Situationen die sicher wirksame Strahlenbehandlung beim Mammakarzinom sinnvoll ist, wo sie überflüssig und vor allem auch, wo sie schädlich ist. Es ist eine Binsenwahrheit, daß wir nur gemeinsam die Ergebnisse der Behandlung verbessern können.

Literatur

Almaric, R., Santamaria, F., Robert, F., Seigle, J., Altschuler, C., Kurtz, J. M., Spitalier, J. M., Brandone, H., Ayme, Y., Pollet, J. F., Burmeister, R., Abed, R. (1982) Radiation Therapy with or without primary limited surgery for operable breast cancer: a 20-year experience at the Marseilles Cancer Institute. Cancer 49, 30–34

Calle, R. (1982) Nicht verstümmelnde Behandlungsverfahren beim operablen Brustkrebs. In: Frischbier, H.-J. (Hrsg) Die Erkrankungen der weiblichen Brustdrüse, Thieme Stuttgart, New York

Clemmesen, J. (1977) Survival rates for pre- and post-menopausal danish women with mammary carcinomas. Acta radiol. Ther. Phys. Biol. 16, 187–193

Delouche, G., Bachelot, F. (1980) Tumorectomie et radiothérapie pour les petits cancers du sein opérables d'emblée. Résults à 5 et 10 ans. J. Eur. Radiother 3, 131–138

Fahrion, H.: Zum Wert der Strahlentherapie bei primären und sekundären Malignomen. Dissertation Tübingen 1972

Fisher, B. (1973) Cooperative clinical trials in primary breast cancer: a critical appraisal. Cancer 31, 1271–1286

Heilmann, H.-P. (1979) Die Problematik des Mamma-Carcinoms aus radiologischer Sicht. Strahlentherapie 155, 588–595

Hortobagyi, G. N., Blumenschein, G. R., Spanos, W., Montague, E. D., Buzdar, A. U., Yap, H.-Y., Schell, F. (1983) Multimodal treatment of locoregionally advanced breast cancer. Cancer 51, 763–768

Høst, H., Brennhovd, I. O. (1977) The effect of post-operative radiotherapy in breast cancer. Int. J. Radiation Oncol. Biol. Phys. 2, 1061–1067

Kaae, S., Johannsen, H. (1962) Breast cancer. Five year results: two random series of simple mastectomy with postoperative irradiation versus extended radical mastectomy. Amer. J. Roentgenol. 87, 82–88

Meek, A. G., Order, S. E., Abeloff, M. D., Ettinger, D., Baker, R. R., Baral, E. (1983) Concurrent Radiochemotherapy in advanced breast cancer. Cancer 51, 1001–1006

Montague, E. D., Guttierez, A. E., Barner, J. L., Tapley, N. V., Fletcher, G. H. (1979) Conservation surgery and irradiation for the treatment of favorable breast cancer. Cancer 43, 1058–1061

Paterson, R., Russell, M. H. (1959) Clinical trials in malignant disease: Part III: breast cancer: evaluation of post-operative radiotherapy. J. Fac. Radiol 10, 175–180

Rissanen, P. M., Holsti, P. (1974) Vergleich zwischen konservativer und radikaler Chirurgie, kombiniert mit Strahlentherapie bei der Behandlung des Brustkrebses im Stadium I. Eine Untersuchung an 866 Patienten im Zeitraum von 10 Jahren. Strahlentherapie 147, 370–374

Veronesi, U. (1977) New trends in the treatment of breast cancer at the cancer institute of Milan. Amer. J. Roentgenol. 128, 287–289

Wallgren, A., Arner, O., Bergström, J., Blomstedt, B., Granberg, P. O., Karnström, L., Räf, L., Silfverswärd, C. (1980) The value of preoperative radiotherapy in operable mammary carcinoma. Int. J. Radiation Oncol. Biol. Phys. 6, 287–290

Die internistische Therapie des metastasierenden Mammakarzinoms

K. W. Brunner

Einleitung

Beim metastasierenden Mammakarzinom stehen zwei etablierte Modalitäten der internistischen Therapie zur Verfügung: die Hormontherapie und die zytostatische Chemotherapie. Die Immunotherapie befindet sich noch im experimentellen Stadium und hat keinen gesicherten Platz in der Therapie des Mammakarzinoms.

Die Einschätzung und auch die an beide Modalitäten geknüpften therapeutischen Erwartungen verliefen in den letzten 25 Jahren wellenförmig. Bis Ende der Sechziger Jahre stand die Hormontherapie ganz im Vordergrund. Die damals zur Verfügung stehenden Zytostatika wurden nur als Einzelsubstanzen bei hormonresistenten, meist sehr fortgeschrittenen Fällen eingesetzt. Sie führten nur in etwa 20–30% zu meist kurzdauernden Remissionen mit entsprechenden palliativen Effekten.

Mit der Ära der Kombinationstherapie, die 1966 durch Greenspan [27] und dann recht eigentlich durch Cooper 1969 mit der Einführung des CMFVP-Regime [22] eingeleitet wurde, nahm die Chemotherapie des metastasierenden Mammakarzinoms einen gewaltigen Aufschwung. In den Siebziger Jahren wurde eine eigentliche Flut von randomisierten Studien eingeleitet, an die sich die Hoffnung knüpfte, die Zahl der vorher seltenen vollständigen Remissionen beim metastasierenden Mammakarzinom signifikant zu erhöhen und in gewissen Fällen auch im metastasierenden Stadium noch eine Heilung zu erzielen. Die Studien betrafen vorerst zahlreiche Modifikationen der im Cooper-Regime enthaltenen Zytostatika Cyclophosphamid, Methotrexat, 5-Fluorouracil, Oncovin und Prednison [2, 7, 8, 13, 16, 53, 55]. Später, als Adriblastin sich als hochwirksame Substanz beim Mammakarzinom erwies, dehnten sich die randomisierten Untersuchungen auf Adriblastin-Kombinationen aus [5, 23, 35, 54, 63]. Diese Hoffnungen haben sich inzwischen zerschlagen und der ursprüngliche Enthusiasmus hat einer beträchtlichen Ernüchterung Platz gemacht oder sich auf die adjuvante Chemotherapie des Mammakarzinoms verlagert. Keine der zahlreichen Modifikationen des ursprünglichen Cooper-Regimes erwies sich als signifikant besser als CMF oder CMFP und auch die Adriblastin-Kombinationen führten nicht zu wesentlich besseren Resultaten. Auch die Frage, ob initial eine CMF(VP)-Kombination oder eine Adriblastin-Kombination besser ist, ließ sich in zahlreichen weiteren Studien nicht global beantworten [10, 12, 14, 24, 42, 56, 60]. Für beide Zytostatika-Kombinationen lassen sich unterschiedliche und teilweise einander sich widersprechende Studienresultate ins Feld führen, wie dies später in diesem Beitrag dargelegt werden soll.

Auch die Versuche, durch Anwendung nicht-kreuzresistenter sequentieller Zytostatika-Kombinationen die Resultate zu verbessern, verliefen bis jetzt enttäuschend [6, 61].

Therapie des Mammakarzinoms
Büchner/Urbanitz/van de Loo

Tabelle 1. Durchschnittliche globale Resultate von Kombinationschemotherapien beim metastasierenden Mammakarzinom

1. Remissionsraten:	vollständig:	10–20%
	partiell (> 50%):	40–60%
2. mittlere Remissionsdauer:		8–12 Monate
3. mediane Überlebenszeit bei Remission:		20–25 Monate
4. Resultate abhängig von:		
– Zahl und Lokalisationen von Metastasen		
– Allgemeinbefinden bei Therapiebeginn (P.S.)		
– Frühere Therapien		
5. Resultate wenig abhängig von:		
– Alter, freies Intervall, Rezeptorstatus		
– Art der Kombinationschemotherapie		

Die Chemotherapie des Mammakarzinoms hat heute ein Plateau erreicht, das ohne wesentlich wirksamere neue Substanzen oder ohne grundsätzlich neue therapeutische Konzepte in den nächsten Jahren kaum durchbrochen werden dürfte.

Die gegenwärtig mit den gebräuchlichsten Chemotherapien erzielbaren globalen Resultate beim metastasierenden Mammakarzinom sind in Tabelle 1 zusammengefaßt.

Gleichzeitig mit der Dämpfung der Erwartungen an die Chemotherapie erlebte die Hormontherapie mit der Entdeckung und der Erforschung der Hormonrezeptoren und der Entwicklung neuer Substanzen wie der Antiöstrogene oder Aminoglutethimid eine eigentliche Renaissance. Die routinemäßige Bestimmung der Hormonrezeptoren ermöglicht heute eine bessere Selektion jener Patientinnen, deren Tumor hormonabhängig ist und die eine gute Chance haben, auf eine hormonelle Maßnahme anzusprechen. Umgekehrt – und das ist wahrscheinlich noch wichtiger – können bei negativen Hormonrezeptoren unnötige hormonelle Versuche, namentlich die Ovarektomie, vermieden werden. Zugleich hat sich gezeigt, daß dem Hormonrezeptoren-Gehalt auch eine wichtige prognostische Funktion zukommt. Gleichzeitig haben neue Substanzen wie die Antiöstrogene, Aminoglutethimid oder hochdosierte Gestagene das Arsenal der Hormontherapie wesentlich bereichert. Zwar wird auch mit diesen neuen Substanzen bzw. höheren Dosierungen bei den Gestagenen die magische Grenze von 30% Remissionen bei einem unselektionierten Krankengut nicht übertroffen. Die neuen Hormone sind aber mit weniger Nebenwirkungen verbunden als Östrogene oder Androgene und ersetzen teilweise auch ablative endokrine Eingriffe, so zum Beispiel Aminoglutethimid die Adrenalektomie.

Die mit Hormontherapien beim metastasierenden Mammakarzinom erzielbaren Resultate sind in Tabelle 2 dargestellt.

Im nachfolgenden Beitrag sollen einige wichtige bei der internistischen Therapie des metastasierenden Mammakarzinoms bestehende Probleme aufgegriffen und erörtert werden.

Bei der Hormontherapie sind es folgende Fragen:

a) Welches sind die Merkmale und Vorteile der neueren in der Hormontherapie eingesetzten Substanzen?

Tabelle 2. Resultate hormoneller Therapien beim metastasierenden Mammakarzinom

1. Bei unselektioniertem Krankengut	ca. 25–30% Remissionen
2. Bei positiven Östrogenrezeptoren	50–60% Remissionen
3. Bei positiven Östrogen- und Progesteronrezeptoren	70–80% Remissionen
4. Durchschnittliche Remissionsdauer	10–20 Monate
5. Resultate abhängig von:	– Rezeptorgehalt – Alter – Dauer des krankheitsfreien Intervalls – Lokalisation und Ausdehnung der Metastasierung

b) Welche prognostischen Faktoren neben den Hormonrezeptoren bestimmen Indikation und Therapieergebnis der Hormontherapie?
c) Gibt es eine optimale Sequenz oder besser wirkende Kombinationen verschiedener hormoneller Maßnahmen?
d) Ist es sinnvoll, Hormon- und Chemotherapie zu kombinieren? Welches ist die optimale Sequenz von Hormon- und Chemotherapie in verschiedenen Untergruppen?

Bei der zytostatischen Chemotherapie lassen sich folgende Probleme definieren:
a) Wann ist die Chemotherapie indiziert?
b) Kann global oder in Untergruppen eine optimale primäre Chemotherapie oder eine optimale Sequenz verschiedener Chemotherapien definiert werden?
c) Welche Risikofaktoren bestimmen das Ansprechen auf Chemotherapie und das Überleben nach Einsetzen der Chemotherapie?

Dieser umfangreiche Problem-Katalog kann hier nicht erschöpfend behandelt werden. Vielfach müssen wir uns mit einigen wichtigen Hinweisen begnügen.

Fragen zur Hormontherapie

Neuere Substanzen

Antiöströgene

Von den verschiedenen Antiöstrogenen, deren Erforschung und Entwicklung noch keineswegs abgeschlossen ist, hat sich Tamoxifen als klar führende Substanz in der Praxis durchgesetzt.

Tamoxifen führt zwar nicht zu höheren Remissionsraten als beispielsweise Östrogene [3, 31], ist aber mit weniger Nebenwirkungen verbunden. Auf der anderen Seite werden nach Absetzen von Tamoxifen keine „Entzugsremissionen“ wie bei den Östrogenen beobachtet, wahrscheinlich deswegen, weil es eine völlig andere Pharmakokinetik aufweist [4, 25]. Ein wirksamer Blutspiegel kann mit der üblichen Dosierung von 20 mg täglich erst nach 1–2 Wochen gemessen werden; ein „steady state“ stellt sich gar erst nach 12–16 Wochen ein. Die Halbwertszeit von Tamoxifen ist wesentlich länger und beträgt bis zu 3 Wochen; die Substanz kann bis zu 6 Wochen nach Absetzen noch nachgewiesen werden. Tamoxifen verweilt aber nach Absetzen nicht nur lange im Körper, sondern es bleibt auch lang an den Rezeptor gebunden. Nach Absetzen von Tamoxifen ist daher eine allfällige Bestimmung der zytoplasmatischen Östrogen-Rezeptoren erst nach 8–12 Wochen sinnvoll [32].

Wohl eine der klinisch wichtigsten Fragen besteht darin, ob Tamoxifen auch in der Prämenopause wirksam ist und die Ovarektomie ersetzen kann.

Die bis heute vorliegenden Studien lassen nicht daran zweifeln, daß Tamoxifen auch bei menstruierenden Patientinnen zu Remissionen führen kann [30, 47]. Ob diese Tumorrückbildungen mit Tamoxifen gleich gut sind und gleich lange dauern wie bei der Ovarektomie, bleibt ungewiß. Theoretisch könnte die Wirkung der Antiöstrogene in der Prämenopause dadurch beeinträchtigt werden, daß infolge eines Anstiegs der Gonadotropine, wie er unter Tamoxifen in der Prämenopause beobachtet wird, die Östrogenproduktion bei noch funktionierenden Ovarien mit der Zeit stimuliert wird und es zu erneuter Tumorprogression kommt. Für diese Möglichkeit spricht, daß die Ovarektomie nach Tamoxifen-induzierter Remission gemäß einer entsprechenden Studie recht häufig noch wirksam ist [47]. Nach einer anderen Arbeit [30] kommt es aber nach vorausgegangener Tamoxifen-Remission mit Ovarektomie selten zur Remission, wenn die Tamoxifen-Therapie fortgesetzt wird. Ungewiß bleibt auch, ob die Ovarektomie primär mit Tamoxifen kombiniert werden soll. Diese Frage wird gegenwärtig untersucht. Theoretisch ist sowohl eine synergistische wie auch eine antagonistische Wirkung denkbar, letzteres, weil die Antiöstrogene häufig auch leichte östrogene Wirkungen haben [44].

Aminoglutethimid (AG)

Aminoglutethimid wurde als Antikonvulsivum entwickelt. Dabei wurden hemmende Wirkungen auf Schilddrüse und Nebennieren entdeckt. Aminoglutethimid wirkt einerseits hemmend auf die Synthese von Nebennierenhormonen, v.a. von Östrogenen, 17-Hydroxycorticosteroide und Aldosteron; andererseits hemmt es außerhalb der Nebenniere in der Peripherie die Aromatase, welche Androstenedion zu Östrogenen umwandelt. Man kann von einer „medikamentösen Adrenalektomie" sprechen. Vergleichende Untersuchungen haben dann auch nachgewiesen, daß Aminoglutethimid bezüglich Antitumorwirkung etwa die gleichen Ergebnisse zeigt wie die Adrenalektomie [52]. Die wirksame Dosis liegt zwischen 500 und 1000 mg täglich. Sie sollte einschleichend erreicht werden, um zentralnervöse Nebenwirkungen wie Ataxie, Benommenheit oder gar Somnolenz zu vermeiden. Bis zu 30% treten auch urtikarielle Exantheme auf, die aber trotz Fortsetzung der Therapie spontan abklingen. Corticosteroide, z. B. zweimal 25 mg Cortison täglich, werden mit Aminoglutethimid kombiniert. Dabei handelt es sich nicht um eine Substitutionstherapie. Vielmehr soll damit ein Anstieg des ACTH verhindert werden, der den mit Aminoglutethimid angestrebten Hormonsyntheseblock überwinden könnte. Eine Nebenniereninsuffizienz tritt nach Absetzen von Aminoglutethimid nicht ein und Cortison kann gleichzeitig mit Aminoglutethimid weggelassen werden. Aminoglutethimid ist nur in der Postmenopause wirksam, da es die in den Ovarien wirksame Aromatase nicht hemmt.

Aminoglutethimid führt, wie alle anderen hormonellen Maßnahmen, in 25–30% zu Remissionen, ist aber mit mehr Nebenwirkungen verbunden als Tamoxifen. Die Anwendung von Aminoglutethimid drängt sich daher eher nach Erschöpfung der

Wirkungen von Tamoxifen auf, als umgekehrt. In durchgeführten Studien blieb es kontrovers, ob AG-resistente Patientinnen auf nachfolgend verabreichtes Tamoxifen weniger häufig ansprechen als Tamoxifen-resistente Patientinnen auf den Wechsel zu AG [28, 57]. Die kombinierte Anwendung von Tamoxifen und AG scheint zu keinen höheren Remissionsraten zu führen als die Einzelanwendung der beiden Substanzen [58].

Gestagene

Gestagene wurden schon lange, meist sekundär nach Östrogen- und Androgentherapie beim metastasierenden Mammakarzinom eingesetzt, allerdings mit einer niedrigen Remissionsrate. In den letzten Jahren erschienen zahlreiche Berichte, nach denen bedeutend höhere Dosen als die früher angewandten zu besseren therapeutischen Wirkungen führen und auch bei primär hormonresistenten Fällen noch wirksam sein können. Diese Untersuchungen betrafen hauptsächlich Medroxyprogesteronacetat (MAP) [45, 48]. Es wurden Dosen von 1000 mg und mehr täglich per os oder i.m. während vier Wochen empfohlen, mit anschließender intramuskulärer Erhaltungstherapie mit 2×500 mg wöchentlich. Nachuntersuchungen der ersten optimistischen Berichte haben gezeigt, daß hochdosiertes MAP zwar signifikant bessere Resultate ergibt als die früher angewandten niedrigen Dosen, daß aber die Grenze von 30% Remissionen bei einem unselektionierten Krankengut auch mit dieser Hormontherapie nicht überschritten wird [17, 33, 40]. Ähnliche Ergebnisse wie mit hochdosiertem MAP lassen sich auch mit Megestrol-Acetat (Megace) 160 mg täglich erzielen [50].

Ein Vorteil der hochdosierten Gestagentherapie ist die gute Verträglichkeit, eine regelmäßig zu beobachtende Gewichtszunahme, die erwünscht oder auch unerwünscht sein kann und eine schmerzlindernde Wirkung bei Skelettmetastasen auch in Fällen, in denen es zu keiner objektiven Remission kommt. In Kombination mit Chemotherapie wird den Gestagenen auch eine knochenmarksprotektive Wirkung zugeschrieben.

Prognostische Faktoren für das Ansprechen auf Hormontherapie

Der wichtigste prognostische Faktor ist der quantitative Gehalt der Östrogen-Rezeptoren im Tumorgewebe sowie die Positivität sowohl der Östrogen- wie auch der Progesteron-Rezeptoren. Wenn immer möglich, sollten die Rezeptoren aktuell, d.h. in Metastasen unmittelbar vor Beginn der Hormontherapie, bestimmt werden. In 20–25% der Fälle mit positiven Rezeptoren im Primärtumor fällt die Bestimmung in den Metastasen negativ aus [37, 39]. Ganz allgemein wird bei wiederholter Bestimmung der Hormonrezeptoren im Verlauf der Krankheit eine meist kontinuierliche Rezeptorverarmung beobachtet. Tabelle 3 zeigt nach einer Arbeit von Stewart die Häufigkeit positiver Rezeptoren im Tumorgewebe, die Remissionsraten (R) in Abhängigkeit zur Positivität der Rezeptoren bei der ersten und bei der zweiten Hormontherapie sowie den Unterschied der Remissionsraten bei aktuell und früher im Prätumor bestimmten Rezeptoren [59]. Daneben hängt das Ansprechen auf Hormontherapie, wie dies schon lange bekannt ist, von einer Reihe klinischer Faktoren ab. Diese Faktoren korrelieren ihrerseits häufig mit dem Rezeptorgehalt. So findet man mit zunehmendem Alter durchschnittlich auch einen höheren Gehalt an Rezeptoren. Die Rezeptoren und damit das Ansprechen auf die Hormontherapie ge-

Tabelle 3. Hormonrezeptoren. Häufigkeits-Verteilung der Rezeptoren und Abhängigkeit des Prozentsatzes von Erst- und Zweitremission von der Positivität der Rezeptoren bei 156 Patientinnen (nach Stewart et al.)

	ER+/PR+	ER+/PR−	ER−/PR+	ER−/PR−
Häufigkeit	43%	26%	8%	23%
Remission auf 1. Hormontherapie	50%	27%	27%	6%
Remission auf 2. Hormontherapie	25%	–	–	–
Remissionshäufigkeit bei aktuell in Metastasen bestimmten Rezeptoren (ER+/PR+)	67%	$p < 0.02$		
Remissionshäufigkeit bei ER+/PR+ im Primärtumor	32%			

Tabelle 4. Prognostische Faktoren für das Ansprechen auf Hormontherapie

Ansprechen wahrscheinlich	Ansprechen unwahrscheinlich
1. Langes Intervall bis Metastasierung: > 5 Jahre	Kurzes Intervall: < 1 Jahr
2. Alter: höheres Alter	Unter 35 Jahre alt
3. Metastasierungstyp: ossär, lokoregional, minime Lungenmetastasen, langsame Progression	Rasche und ausgedehnte Metastasierung, Lebermetastasen, Hirnmetastasen, Lymphangiosis carcinomatosa der Lungen
4. Histologischer Malignitätsgrad I und II	Malignitätsgrad III
5. Ansprechen und lange Dauer früherer hormonell induzierter Remissionen	Kein Ansprechen oder kurze Dauer früherer hormoninduzierter Remissionen

hen zudem mit einer Reihe von histologischen und zellkinetischen Parametern parallel [38, 62]. Die Zusammenhänge zwischen prognostischen Faktoren und Ansprechen auf Hormontherapie sind in Tabelle 4 schematisch dargestellt.

Wirkungen von Sequenzen oder Kombinationen hormoneller Maßnahmen

Wird durch die primäre Hormontherapie eine Remission induziert, so besteht nach Erschöpfung derselben und erneuter Tumorprogression eine gute Chance, mit einer weiteren hormonellen Maßnahme wiederum eine Tumorrückbildung zu erzielen. Dies gelingt in ca. 30–50% der Fälle, und zwar um so häufiger, je besser und je länger die vorangegangene Remission war. Nach jedem weiteren Hormonerfolg sinkt die Chance, mit einem neuen endokrinen Eingriff erfolgreich zu sein, um etwa den gleichen Prozentsatz ab. Bei einem eindeutig dokumentierten Mißerfolg einer Hormontherapie haben weitere hormonelle Therapien eine sehr geringe Aussicht auf Erfolg, und der Übergang auf eine Chemotherapie ist bei Tumorprogression indiziert. Dies ist schematisch in Tabelle 5 dargestellt. Die in der Tabelle angegebene Sequenz der hormonellen Maßnahmen beruht dabei mehr auf Empirie und Nebenwirkungen als auf fundierten Studien. Die Frage der optimalen Sequenz verschiedener Hormontherapien wurde bis jetzt nur unzureichend geprüft. Wie wir bereits früher dargelegt haben, wurde die Sequenz von Ovarektomie und Tamoxifen in der Prämenopause zwar bezüglich Ovarektomieerfolg nach Tamoxifen mit widersprüchlichem Ergebnis untersucht, aber nie der umgekehrten und heute üblichen Sequenz von Ovarektomie gefolgt von Tamoxifen gegenübergestellt. Theoretisch ist es durchaus möglich, daß alternierende Sequenzen von Hormontherapien die Ansprechbarkeit eines Tumors steigern können („priming"). Experimentell wurde dies beispielsweise für die alternierende Verabreichung von Östrogenen und Tamoxifen oder Tamoxifen und Gestagenen postuliert und die Frage wird gegenwärtig klinisch geprüft [43, 46]. Auch durch die gleichzeitige Kombination zweier oder mehrerer endokriner Therapien läßt sich zur Zeit keine höhere Remissionsrate erreichen [44]. Geprüft wurde vor allem die gleichzeitige Gabe von Tamoxifen und MAP verglichen mit Tamoxifen allein [41] sowie die Kombination Tamoxifen/Aminoglutethimid [58], mit bisher negativem Ergebnis. Die ECOG (Eastern Cooperative Oncology Group) vergleicht zur Zeit MAP per os mit MAP plus AG. In einer früheren Studie konnte eine der ECOG nahestehende Gruppe eine bessere Wirkung der Kombination von Tamoxifen und Androgenen nachweisen [34].

Bis jetzt läßt sich keine Sequenz oder Kombination hormoneller Maßnahmen definieren, die, verglichen mit einer Einzeltherapie, überlegen wäre.

Tabelle 5. Resultate und Sequenz von Hormontherapien

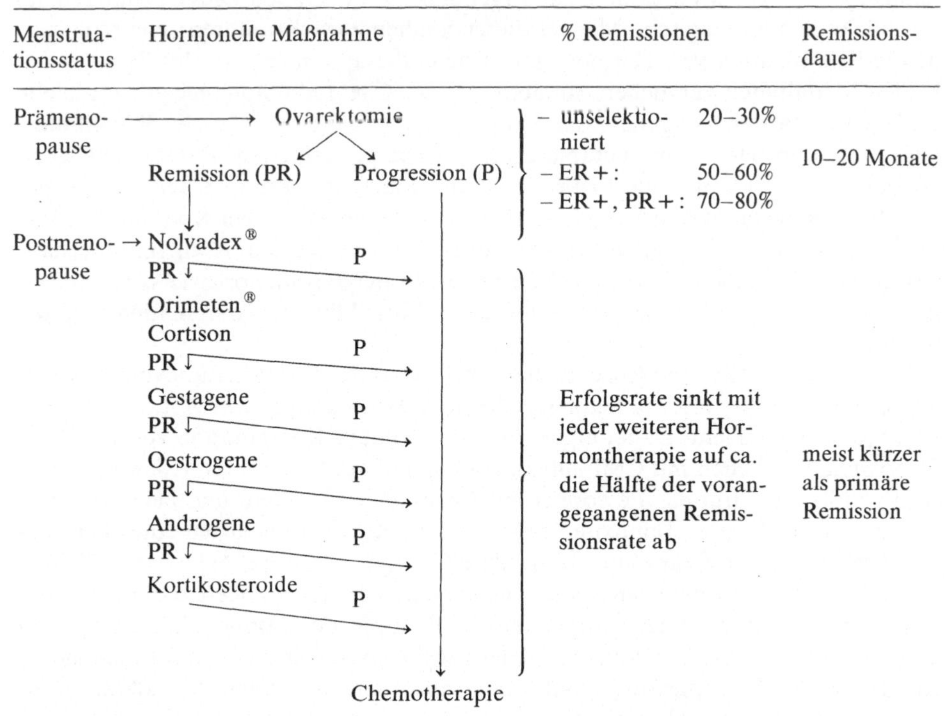

Menstruationsstatus	Hormonelle Maßnahme	% Remissionen	Remissionsdauer
Prämenopause	→ Ovarektomie Remission (PR) / Progression (P)	– unselektioniert 20–30% – ER+: 50–60% – ER+, PR+: 70–80%	10–20 Monate
Postmenopause	→ Nolvadex® PR ↓ P → Orimeten® Cortison PR ↓ P → Gestagene PR ↓ P → Oestrogene PR ↓ P → Androgene PR ↓ P → Kortikosteroide P → ↓ Chemotherapie	Erfolgsrate sinkt mit jeder weiteren Hormontherapie auf ca. die Hälfte der vorangegangenen Remissionsrate ab	meist kürzer als primäre Remission

P = Progression; PR = Remission

Kombinierte Hormon- und Chemotherapie: Frage der optimalen Sequenz

Nachdem der Enthusiasmus und der Aufschwung der Chemotherapie des metastasierenden Mammakarzinoms Mitte der Siebziger Jahre ein Plateau erreicht hatte, wurden zahlreiche Studien der Frage gewidmet, ob durch Kombination von Hormon- und Chemotherapie die Resultate der Chemotherapie weiter verbessert werden können. Etwas später wurde diese Fragestellung ausgeweitet: es trat die praktisch wichtigere Frage in den Vordergrund, welches überhaupt die optimale Sequenz von Hormon- und Chemotherapie darstellt.

Theoretisch kann aufgrund der heute vorliegenden Rezeptor-Studien angenommen werden, daß das Mammakarzinom aus mindestens zwei verschiedenen Zellpopulationen besteht: die eine eher hormon-, die andere chemosensibel [29]. Es wäre daher denkbar, daß die gleichzeitige Anwendung beider Modalitäten zu besseren Resultaten führt, weil dadurch beide Zellpopulationen getroffen werden. Auf der anderen Seite bestehen experimentell Anhaltspunkte dafür, daß Hormone sich teilende Zellen in einen Ruhezustand überführen, in dem sie weniger chemosensibel sind; in diesem Fall wären auch antagonistische Wirkungen von Hormon- und Chemotherapie nicht auszuschließen [51]. Die Frage ist somit nur empirisch durch klinische Studien zu entscheiden.

Die zahlreichen Studien über die Wirkungen der kombinierten Hormon- und Chemotherapie im Vergleich zur alleinigen Chemotherapie zeigten entweder wenig schlüssige oder gar widersprüchliche Ergebnisse [9, 11, 15, 36]. Dies ist zum Teil auf erhebliche methodologische Mängel dieser Studien zurückzuführen: meistens wurde die Kombination von Hormon- und Chemotherapie nicht mit der Sequenz der beiden Modalitäten verglichen, sondern nur der Chemotherapie gegenübergestellt. Zudem war in der letztgenannten Gruppe selten festgelegt, was die Patientinnen nach Abschluß der Chemotherapie als Zweittherapie erhielten. Zusammenfassend ergab diese Art von Studien für Frauen in der Prämenopause eine Tendenz für höhere Remissionsraten und längere mittlere Überlebenszeiten bei Kombination von Ovarektomie und Chemotherapie, verglichen mit Chemotherapie allein. Eine statistische Signifikanz wurde aber nicht erreicht. In der Postmenopause konnte dagegen in den wenigsten Studien ein bedeutender Vorteil für die Kombination ermittelt werden.

Nur in einer Studie von Cocconi et al. [21] wurde die Kombination von Hormon- und Chemotherapie mit der Sequenz Chemotherapie, gefolgt von Hormontherapie, konsequent untersucht. Dabei ergab zwar die primäre Kombination von CMF mit Tamoxifen, verglichen mit CMF allein, eine signifikant höhere Remissionsrate (74% versus 51%); die Gruppe, die vorerst mit Chemotherapie allein und bei Tumorprogression mit CMF plus Tamoxifen behandelt wurden, wies dagegen eine allerdings statistisch nicht signifikant längere mittlere Überlebenszeit auf (111 versus 78 Wochen). Diese Studie zeigte, wie später viele andere Untersuchungen, daß höhere Remissionsraten mit der zuerst angewandten Therapie nicht ohne weiteres auch zu besseren Überlebenszeiten führen, sondern sogar bezüglich dieses wohl wichtigeren Kriteriums des Therapieerfolges schlechter abschneiden können. In palliativen Situationen können somit bessere Therapien nicht aus höheren Remissionsraten abgeleitet werden.

Tabelle 6. Studienplan der SAKK über die kombinierte und sequentielle Hormon- und Chemotherapie und drei unterschiedlich intensive Chemotherapien

		Therapiegruppe	Chemo-therapien**
Stratifikation:	Randomisation	A	
– Prä/Postmenopause – "Risk group"		Chemotherapie + Hormontherapie*	I II III
		Hormontherapie* gefolgt von Chemotherapie	I II III

* In der Prämenopause = Ovarektomie, in der Postmenopause = Tamoxifen
** I = lmfp, II = LMP/FVP, III = LMPF alterniert mit ADM

Praktisch wichtiger als die Frage, ob die Resultate der Chemotherapie mit gleichzeitiger Hormontherapie verbessert werden können, ist die Frage, ob und wann es überhaupt gerechtfertigt ist, der alleinigen Hormontherapie eine Chemotherapie hinzuzufügen oder letztere erst bei Mißerfolg hormoneller Maßnahmen einzusetzen. Diese Fragestellung wurde in drei größeren Studien untersucht. Zwei dieser Studien betrafen nur Frauen in der Prämenopause, die entweder eine Ovarektomie mit gleichzeitiger Chemotherapie oder eine Ovarektomie allein, gefolgt von Chemotherapie erst bei erneuter Tumorprogression erhielten [32, 35]. In beiden Studien ergab die simultane Kombination beider Modalitäten zwar höhere Remissionsraten, aber nicht signifikant längere mediane Überlebenszeiten.

Die dritte und größte Studie, die von der Schweizerischen Arbeitsgruppe (SAKK) durchgeführt wurde, umfaßte Patientinnen in der Prä- und Postmenopause. 109 prämenopausale Patientinnen wurden randomisiert entweder mit Ovarektomie kombiniert mit einer von drei verschiedenen intensiven Chemotherapien oder mit Ovarektomie allein, gefolgt von Chemotherapie erst bei Progression behandelt. 297 postmenopausale Frauen erhielten entweder Tamoxifen und eine der drei verschiedenen Chemotherapien simultan oder sequentiell. Der Studienplan ist in Tabelle 6 dargestellt; die Resultate sind in Tabelle 7 zusammengefaßt [18, 20]. Daraus ergeben sich folgende Schlußfolgerungen:

a) Prämenopausale Patientinnen zeigen bezüglich Remissionsrate keinen Unterschied, aber bezüglich medianer Überlebenszeit einen Trend zugunsten der kombinierten Hormon- und Chemotherapie, der aber in zwei separat ausgewerteten Risikogruppen statistisch nicht signifikant ist.
b) Bei postmenopausalen Frauen ist die Remissionsrate mit der Kombination höher, die mediane Überlebenszeit dagegen kürzer, wobei die Unterschiede eine statistische Signifikanz nicht erreichen. Wertet man dagegen postmenopausale Frauen mit günstigen prognostischen Faktoren separat aus (Definition low risk vgl. [20]), so ist die mediane Überlebenszeit bei Anwendung der Chemotherapie erst bei Mißerfolg der Hormontherapie signifikant länger, nämlich 40 Monate gegenüber 22,7 Monaten.

Table 7. Simultane vs. sequentielle Hormono-Chemotherapie beim metastasierenden Mammakarzinom: SAKK 1982: 406 Fälle

	Remission (CR + PR)	Mediane Überlebenszeit (MTE)		
		Alle Pat.	"Low Risk"	"High Risk"
Prämenopause				
HT + CT	46%	25,3	26,6	24,2
HT→CT	43%	21,0	20,0	20,9
Postmenopause				
HT + CT	40%	23,7	21,8 > S	23,7
HT→CT	33%	27,5	40,0	22,7
Risikogruppe: alle "low risk"			32,2	
alle "high risk"			22,8	
Überlebenszeit je nach Resultat der HT in Gruppe: HT→CT	HT-Remission		43,4 > S	
	HT-Progression		16,1	

S = Statistisch signifikant
HT = Hormontherapie
CT = Chemotherapie

c) Eine besonders lange mediane Überlebenszeit von 43,4 Monaten weisen Patientinnen auf, die in der sequentiellen Gruppe auf alleinige Hormontherapie ansprachen.

Diese Studie zeigt, daß die Kombination von Hormon- und Chemotherapie global nicht nur zu keinen signifikant besseren Resultaten führt, sondern in Untergruppen sogar die mediane Überlebenszeit eindeutig verschlechtert, trotz höherer Remissionsraten. Gemäß dieser Studie gibt es keine gesicherte Indikation für die kombinierte Anwendung von Hormon- und Chemotherapie. Es ist möglich, daß kleine Untergruppen mit aggressiver Metastasierung vom frühen Einsatz der Chemotherapie profitieren, namentlich in der Prämenopause. Dabei bleibt die Frage offen, ob solche Patientinnen überhaupt eine Hormontherapie benötigen. Zum Zeitpunkt der Durchführung der Studie hatten nur wenige Patientinnen eine Rezeptor-Bestimmung. Heute, wo die Rezeptoren routinemäßig bestimmt werden, kann angenommen werden, daß nur jene Patientinnen von einer kombinierten Hormon- und Chemotherapie profitieren, die sowohl einen aggressiven Metastasierungstyp wie auch positive Rezeptoren aufweisen. Dies dürfte eine eher seltene Konstellation sein. In allen anderen Fällen scheint es gerechtfertigt, bei positiven Rezeptoren vorerst nur die Hormontherapie und bei negativen Rezeptoren von vornherein die Chemotherapie einzusetzen.

Fragen und Probleme der optimalen Chemotherapie

Indikation zur Chemotherapie

Aus dem bisher Gesagten geht hervor, daß die Chemotherapie als Erstbehandlung beim metastasierenden Mammakarzinom selten indiziert ist, nämlich nur dann, wenn die Hormonrezeptoren negativ sind oder – bei positiven Rezeptoren – ein aggressiver Metastasierungstyp vorliegt. Im zuletzt genannten Fall drängt sich dann eine gleichzeitige Hormontherapie auf. In der überwiegenden Mehrzahl der Fälle ist die Indikation zur Einleitung einer Chemotherapie gegeben, wenn die Krankheit auf hormonelle Maßnahmen entweder primär oder sekundär nicht mehr anspricht.

Das Problem der optimalen Chemotherapie in prognostisch unterschiedlichen Untergruppen oder im Einzelfall: Frage der optimalen Sequenz

Bei gegebener Indikation für eine Chemotherapie stellt sich die Frage, welche der zahlreichen und verschieden intensiven und auch unterschiedlich toxischen zytostatischen Kombinationen als Ersttherapie eingesetzt werden soll. Ähnlich wie bei der Hormon- und Chemotherapie stellt sich auch für die alleinige Anwendung der verschiedenen Chemotherapien die Frage der optimalen Sequenz. Trotz der riesigen Flut von randomisierten Studien über die Chemotherapie des metastasierenden Mammakarzinoms ist diese grundsätzliche Frage bisher praktisch kaum oder nur sehr unzureichend untersucht worden. Das Ziel der meisten Chemotherapiestudien bestand darin, eine möglichst hohe Remissionsrate zu erreichen. Es bestand und besteht teilweise noch heute die Tendenz, jene Chemotherapie als optimal zu betrachten, die global in einem gemischten Kollektiv die höchste Remissionsrate ergibt. Dies muß heute aus zwei Gründen als fragwürdig oder sogar als falsch bezeichnet werden: Einmal hat sich in zahlreichen Studien gezeigt, daß höhere globale Remissionsraten mit entsprechend intensiven Chemotherapien im Gesamtkollektiv nicht zu einer signifikanten Verlängerung der mittleren Überlebenszeit führen. Zudem werden hohe Remissionsraten mit intensiven und entsprechend toxischen Chemotherapien unter Umständen auf Kosten von Untergruppen von Patientinnen erzielt, die eine solche Ersttherapie für die Induktion einer Remission gar nicht benötigen und die möglicherweise nur einer kleinen Untergruppe zugute kommt. Entscheidend für die optimale, die Lebensqualität berücksichtigende Palliation und für die Überlebenszeit ist nicht die in einem gemischten Kollektiv mit der Erstbehandlung erzielbare Remissionsrate, sondern, wie bereits erwähnt, die optimale Sequenz der im ganzen Krankheitsverlauf angewandten Behandlungen.

Diese Problematik randomisierter Studien wird nachfolgend aufgrund der Resultate von 5 Untersuchungen, in welchen Modifikationen von CMF(VP)-Kombinationen mit CAF(VP)-Kombinationen verglichen wurden, dargestellt. Tabelle 8 gibt eine Übersicht über die Resultate dieser 5 Studien [12, 14, 22a, 42, 56].

Keine dieser 5 Studien ergibt einen signifikanten Vorteil für das eine oder das andere Regime bezüglich medianer Überlebenszeit, obwohl in zwei Studien mit CAF signifikant höhere Remissionsraten, in einer Studie eine signifikant bessere Remissionsdauer und in zwei Studien eine längere Zeit bis zur Tumorprogression erzielt wurden.

Eine Detailanalyse der zwei größten der 5 Studien, nämlich der SWOG (South West Oncology Group) und der ECOG (Eastern Cooperative Oncology Group) ergibt bezüglich des für die Chemotherapie wichtigsten prognostischen Faktors – nämlich die Lokalisation der Metastasen – folgendes:

Die Studie der SWOG zeigt, daß die gesamthaft deutlich höhere Remissionsrate und längere Zeit bis zur Tumorprogression mit dem CAF-Regime sich bezüglich

Tabelle 8. Vergleich von CMF (VP) mit CAF (VP) beim metastasierenden Mammakarzinom

Autor	Therapie-vergleich	Zahl Pat.	Remission CR + PR	Remission CR	Zeit bis Prog. (MTE)	Rem.-Dauer (MTE)	Mediane Überlebens-zeit (MTE)
Bull 1978:	CMF	40	62	8	6 > S	8	17
	CAF	38	82	18	10	10	27
Muss 1978:	CMFVP	72	57	11	–	14	20
	CAFVP	76	58	13	–	16	33
Smalley	CMFVP	107	42 > S	8 > S	4,3 > S	5,5 > S	14,0 "good 11,0 "poor
1980	CAF	106	60	19	8,0	8,0	16,7 risk" 13,0 risk"
Carmo-	CMFP	26	65	19	–	12	22
Pereira	CAF	25	56	16	–	12	18
1981							
ECOG 1982	CMFP	76	53	5 > S	5,7	6,3	15,8
	CAF	79	53	17	7,8	11,0	18,6

S = Statistisch signifikant

Überlebenszeit nur in bestimmten Untergruppen signifikant auswirkt, nämlich für den lokoregionalen Metastasierungstyp mit oder ohne Knochenmetastasen, ferner für den Typ mit nodulärer Lungenmetastasierung und für Weichteilmetastasen mit nachfolgendem Auftreten von Lebermetastasen. Dies steht in krassem Gegensatz zur Studie der ECOG, die umgekehrt zeigt, daß trotz global fehlender Unterschiede zwischen den beiden Kombinationen in Untergruppen entweder Vorteile für CMFP oder für CAF bestehen. Das intensivere und toxischere CAF-Schema ist in der Studie der ECOG nur bei Vorliegen von Lebermetastasen bezüglich Überlebenszeit besser, das CMFP-Schema dagegen beim indolenteren Knochen- und lokoregionalen Metastasierungstyp.

Angesichts der unterschiedlichen und zum Teil gegensätzlichen Ergebnisse der beiden Studien sowohl für das Gesamtkollektiv wie auch in prognostisch verschiedenen Untergruppen scheint es mehr als fraglich, ob aus den Resultaten selbst großer randomisierter Studien die optimale Therapie im Einzelfall abgeleitet werden kann.

Eine weitere Analyse der ECOG-Studie ergab, daß die aggressivere CAF-Therapie bei prognostisch ungünstigeren Fällen (negative Rezeptoren, dominant viszerale Metastasierung oder mehr als vier Metastasen-Lokalisationen) zu besseren Ergebnissen führt, wobei dies bezüglich Überlebenszeit nur bei Vorliegen von Lebermetastasen zutrifft. Frauen unter 50 Jahren und solche über 60 Jahre weisen mit CAF eine höhere Remissionsrate und eine längere Remissionsdauer, aber keine signifikant längere Überlebenszeit auf. Dieses Ergebnis ist vor allem für ältere Patientinnen unerwartet.

Zu ähnlichen Schlußfolgerungen wie die ECOG-Studie gelangt die früher beschriebene Studie der SAKK (Schweizerische Arbeitsgruppe für Klinische Krebsforschung), in der neben der gleichzeitigen oder sequentiellen Hormon- und Chemotherapie auch drei unterschiedlich intensive Chemotherapien untersucht wurden. Die Resultate der drei verschiedenen intensiven Chemotherapien wurden separat ausgewertet [19]. Dabei wurden nur jene 216 Fälle berücksichtigt, welche gleichzeitig Hormon- und Chemotherapie erhielten. Die Gruppe, die Chemotherapie erst nach Mißerfolg der Hormontherapie bekam, wurde deswegen nicht in die Auswertung bezüglich Intensität der Chemotherapie einbezogen, weil nicht abzuschätzen ist, welchen Einfluß die vorangegangene Hormontherapie und der verzögerte Einsatz der Chemotherapie auf die Auswertung haben könnte.

Die Chemotherapie bestand entweder in der Anwendung einer „milden" peroralen Kombination mit Leukeran, Methotrexat, Fluorouracil und Prednison (lmfp) oder Leukeran per os/Methotrexat per os/Prednison alternierend mit 5-Fluorouracil i.v./Oncovin (V) i.v./Prednison (LMP/FVP) oder aber mit der alternierenden nicht-kreuzresistenten Kombination Leukeran per os/Methotrexat i.v./Fluorouracil i.v./Prednison alternierend mit Adriblastin (LMFP/ADM). Da die detaillierte Auswertung bei den 216 Patientinnen ergab, daß die Resultate der beiden alternierenden Kombinationen (LMP/FVP und LMFP/ADM) praktisch identisch waren (vergleiche Tabelle 9) wurden diese beiden intensiveren Regimes zusammengelegt und mit der milden oralen lmfp-Therapie verglichen.

Die globalen Resultate bezüblich Remissionsrate, Zeit bis zur Progression und medianer Überlebenszeit sind in Tabelle 9 zusammengefaßt. Sie zeigen, daß die beiden intensiveren Chemotherapien signifikant höhere Remissionsraten, aber keine längeren medianen Überlebenszeiten ergeben.

In Tabelle 10 sind die Resultate der milden und der intensiveren Chemotherapie nach Alter, Metastasierungstyp und Aktivitätsindex aufgeschlüsselt.

Was das Alter anbetrifft, so zeigen – wie bei der ECOG-Studie – Patientinnen unter 50 und solche über 60 Jahre eine signifikant höhere Remissionsrate mit der intensiveren Chemotherapie. Erstaunlicherweise wirkt sich dies bei älteren Frauen auch in einer signifikant längeren Überlebenszeit aus.

Bezüglich Metastasierungstyp weisen die Patientinnen mit aggressiver Metastasierung (viszerale Metastasen mit lokoregionären oder ossären Metastasen, vorwiegend Lebermetastasen oder vorwiegend Lungenmetastasen) mit der intensiveren Chemotherapie nicht nur signifikant höhere Remissionsraten, sondern auch eine entsprechend längere mediane Überlebenszeit auf. Auch dies entspricht den Resultaten der ECOG mit CAF.

Tabelle 9. Resultate von 3 unterschiedlich intensiven Chemotherapien beim metastasierenden Mammakarzinom: SAKK 1982 – 406 Pat. (mit gleichzeitiger oder sequentieller Hormontherapie)

	Remissionsrate			Zeit bis Progr.		Mediane Überlebenszeit (MTE)
	Alle Pat.	HT+CT	HT→CT	HT+CT	HT→CT	
lmfp	26%	30%	20%	21	12	21,5
LMP/FVP	39%	46%	29%	18	10	24,0
LMFP/ADM	41%	48%	31%	19	14	24,5

HT = Hormontherapie
CT = Chemotherapie
lmfp = LMP/FVP, LMFP/ADM: siehe Text

Tabelle 10. SAKK 2/75: 216 Patientinnen mit gleichzeitiger Hormon- und intensiver oder milder Chemotherapie: Resultate in Untergruppen

	Remissionen		Mediane Überlebenszeit (MTE)	
	lmfp	LMP/FVP und LMFP/ADM	lmfp	LMP/FVP und LMFP/ADM
Remission				
CR	10%	20%	18	25–29
CR + PR	32%	52% s		
Alter				
<50	33%	62% s	25	26
50 – 60	37%	40%	18	19
>60	28%	57% s	19	33 s
Metastasen				
nur ossär	31%	39%	28	31
össar + lokal	–	–	26,5	30,5
viszeral + lokal	18%	69% s	8	21,5 s
ossär + viszeral	20%	73% s	12	22,0
Leber (dominant)	–	–	7	20,5 s
Lunge (dominant)	26%	55% s	16	32,5 s
Aktivitätsindex				
0–1	39%	51%	27,5	33,5
2–4	17%	56% s	13,0	22,5

s = Statitisch signifikant

Die Aggressivität des Metastasierungstyps drückt sich wahrscheinlich auch in einem entsprechenden Aktivitätsindex aus. Dementsprechend ergibt die Analyse der Resultate nach Aktivitätsindex bei Patientinnen mit deutlich beeinträchtigter körperlicher Aktivität (A. I. 2–4) eine wesentlich bessere Remissionsrate und längere Überlebenszeit mit der intensiveren Chemotherapie.

Die Schweizer-Studie zeigt somit, ähnlich wie die ECOG-Studie, daß von den intensiveren Kombinationschemotherapien hauptsächlich prognostisch ungünstige Untergruppen profitieren.

Die Detailanalyse der ECOG – und der Schweizer-Studien läßt den Schluß zu, daß sich aus globalen Resultaten randomisierter Studien bezüglich Remissionsrate, Remissionsdauer und medianer Überlebenszeit keine für alle Untergruppen gültige „optimale" Chemotherapie definieren läßt. Prognostisch verschiedene Untergruppen können sich unter den verglichenen Therapien sehr unterschiedlich oder sogar gegensätzlich verhalten. Die Studien zeigen auch, daß das Resultat der Chemotherapie entscheidend von verschiedenen prognostischen Faktoren abhängig ist.

Prognostische Faktoren und optimale Chemotherapie

Der wichtigste Grund für die Schwierigkeit, beim metastasierenden Mammakarzinom aufgrund randomisierter Studien eine optimale Chemotherapie definieren zu können, besteht zweifellos in der Heterogenität der Krankheitsverläufe. Globale Resultate randomisierter Studien stellen Durchschnittswerte dar, die für prognostisch verschiedene Untergruppen wenig aussagen. Es muß deshalb angenommen werden, daß es für diese Untergruppen auch unterschiedliche „optimale" Therapien gibt. Ein weiterer wichtiger Grund für die beschränkte Aussagekraft randomisierter Studien bezüglich Überlebenszeit besteht darin, daß diese nicht allein von der Ersttherapie, sondern von der Sequenz aller während des ganzen Krankheitsverlaufs durchgeführten Behandlungen abhängig ist. Es ist denkbar, daß niedrige Remissionsraten der Ersttherapie durch weitere Remissionen mit anderen Behandlungen später kompensiert werden oder daß umgekehrt maximale Ersttherapien die Chancen der nachfolgenden Behandlungen beeinträchtigen.

Wie bereits erwähnt, gibt es kaum Studien über optimale Sequenzen verschiedener Chemotherapien, und schon gar nicht in prognostisch verschiedenen Untergruppen. Zwar konnten Tormey et al. [61] zeigen, daß die Kombination Adriamycin/Vincristin nach CMF oder CMFP in 41% zur Remission führt, dagegen CMF nach Adriamycin/Vincristin nur in 32%. Dabei erwies sich CMFP als Ersttherapie bezüglich Überlebenszeit sowohl gegenüber CMF wie auch gegenüber AV als signifikant besser. Es muß aber nach dem bisher Gesagten bezweifelt werden, ob diese Aussage für alle Untergruppen gilt.

Studien über die sequentielle Anwendung verschiedener Chemotherapien sind methodisch sehr schwierig und in kooperativen Gruppen kaum durchzuführen. So liegt denn bisher auch nur eine derartige Untersuchung vor. Es handelt sich um die nicht randomisierte Studie des Roswell Park Memorial Institute, in der Rezeptor-positive Frauen zuerst verschiedene Hormontherapien und später, wie Rezeptor-negative Fälle, eine bestimmte Sequenz verschiedener Chemotherapien erhielten. Bei sequentieller Steigerung der Chemotherapie von primär Endoxan/Fluorouracil auf Endoxan/Fluorouracil/Prednison, dann auf Endoxan/Methotrexat/Vincristin/Prednison und zuletzt auf Adriblastin/Cyclophosphamid betrug in dieser Studie die mediane Überlebenszeit 30,5 Monate. Dieses Resultat wurde mit einer historischen Serie des gleichen Instituts verglichen, in welcher die Patientinnen zum vornherein mit CMFVP behandelt wurden. Die letztgenannte Gruppe wies eine mediane Überlebenszeit von nur 19,3 Monaten auf [49].

Zusammen mit den vorangehend dargestellten Studien weist aber auch diese Untersuchung darauf hin, daß eine primär aggressive Chemotherapie nach Auftreten von Metastasen trotz hoher globaler Remissionsrate für die Mehrzahl der Patientinnen, nicht optimal ist. Vielmehr scheint in vielen Fällen eine initial „milde" Chemotherapie mit progressiver Steigerung im weiteren Krankheitsverlauf wahrscheinlich das bessere Vorgehen darzustellen. Eine Ausnahme bilden Fälle mit rasch progredienter ausgedehnter viszeraler Metastasierung. Mit anderen Worten: für die Intensität der ersten Chemotherapie, bzw. die Zahl der eingesetzten Zytostatika ist wahrscheinlich die Berücksichtigung prognostischer Faktoren von entscheidender Bedeutung. Eine Reihe solcher Faktoren, die einerseits das Ansprechen auf die Chemotherapie und andererseits die Überlebenszeit nach Einleitung derselben bestimmen, sind heute bekannt. Sie sind in Tabelle 11 dargestellt.

Nach diesen Faktoren müßten sich eigentlich prognostische Untergruppen bilden lassen, die bezüglich optimaler Chemotherapie oder bezüglich optimaler Therapiesequenz getrennt untersucht werden sollten. Dies bleibt aber vorläufig eine wesentliche ungelöste Aufgabe der klinischen Forschung beim metastasierenden Mamma-

Tabelle 11. Prognostische Faktoren beim metastasierenden Mammakarzinom

A. Für Remissionswahrscheinlichkeit	
I. Hormontherapie	II. Chemotherapie
– Rezeptorengehalt	– Aktivitätsindex, Gewicht
– tumorfreies Intervall	– Lebermetastasen (AP ↑)
– Alter	– Anämie, Thrombopenie
– Metastasenlokalisation	– Frühere Therapie (CT, RT)
	– Zyklusintervalle?
	– Markierungsindex?
	– Thymidine-Kinase? (bei ER–)

B. Für Überlebenszeit nach Einleiten der Systemtherapie
- Aktivitätsindex bei Therapiebeginn
- Fehlen oder Vorliegen von Lungen- oder Lebermetastasen
- Zahl und Lokalisation der Metastasen (Gesamttumormasse)
- Erhöhung der Lactatdehydrogenase
- Frühere Strahlentherapie
- Ansprechen auf die Therapie

karzinom. Dabei stößt man mit den bisher üblichen randomisierten Studien unweigerlich nicht nur auf quantitative, mit der Patientenzahl zusammenhängende, sondern auch auf methodische Grenzen. Auf die weitverbreitete Unsitte, optimale Therapien bei metastasierenden Mammakarzinom aufgrund randomisierter Studien mit ein paar Dutzend Patientinnen definieren zu wollen, sollte aber in Zukunft im Interesse der weiteren Glaubwürdigkeit der klinischen Forschung verzichtet werden. Die klinische Forschung muß vermehrt darauf gerichtet sein, bereits bekannte prognostische Faktoren bei der Definition optimaler Therapien zu berücksichtigen und neue zusätzliche Risikofaktoren, welche für die optimale Therapie in Untergruppen wichtig sein könnten, zu ermitteln. Das metastasierende Mammakarzinom läßt sich nicht als klinisch einheitliche Krankheit definieren und auch nicht entsprechend einheitlich untersuchen und behandeln. Es dürfte nur eine Frage der Zeit, der Verfeinerung der Methodik sowie der Anwendung neuer statistischer Techniken sein, bis sich auch das metastasierende Mammakarzinom, ähnlich wie andere heterogene menschliche Neoplasien, klar definierbar in relevante Untergruppen einteilen läßt, die dann in der therapeutischen Forschung getrennt untersucht werden müssen.

Literatur

1. Ahmann D. L., O'Connell J. O., Haan R. G. et al. (1977): An evaluation of early or delayed adjuvant chemotherapy in premenopausal patients with advanced breast cancer undergoing oophorectomy. New Engl. J. Med. 297, 356–360
2. Band P. R., Tormey, D. C. and Bauer M. for the ECOG (1977): Induction chemotherapy and maintenance chemo-hormontherapy in metastatic breast cancer. Proc. Am. Ass. Cancer Res. 18:228, 1977
3. Beex L., Pieters G., Smals A., Koenders A., Benraad T., Kloppenborg P. (1981): Tamoxifen versus ethinyl estradiol in the treatment of postmenopausal women with advanced breast cancer. Cancer Treat. Rep. 65:179–185

4. Bertuzzi A., Daidone M. G., Di Fronzo G., Silvestrini R. (1981): Relationship among estrogen receptors, proliferative activity and menopausal status in breast cancer. Breast Cancer Res. Treat. 1:253–262
5. Blumenschein G., Cardenas J., Freireich E. and Gottlieb J. (1974): FAC chemotherapy for breast cancer. Proc. Am. Ass. Cancer Res. 15:193
6. Brambilla C., Valagussa P., Bonadonna G. (1978): Sequential combination chemotherapy in advanced breast cancer. Cancer Chemother. Pharmacol. 1:35–39
7. Broder L. E. and Tormey D. C. (1974): Combination chemotherapy of carcinoma of the breast. Cancer Treat. Rev. 1:183–203
8. Brunner K. W., Sonntag R. W., Martz G., Senn H. J., Obrecht P. and Alberto P. (1975): A controlled study in the use of combined drug therapy for metastatic breast cancer. Cancer 36:1208–1219
9. Brunner K. W., Sonntag R.W., Alberto P., Senn H. J., Martz G. and Obrecht P. (1977): Combined chemo- and hormonal therapy in advanced breast cancer. Cancer 39:2923–2933
10. Brunner K. W. (1978): Present status of combination chemotherapy in advanced breast cancer. In: Application of Cancer Chemotherapy. Antibiotics Chemother. Vol 24, Karger Basel, 173–188
11. Brunner K. W., Cavalli F. (1981): Combination endocrine/cytotoxic therapy in breast cancer. In Stoll B. A. (Hrsg.): Hormonal management in endocrine-related cancer. Lloyd-Luke Med. Books, Ltd., London
12. Bull J. M., Tormey D. C., Li S. H. et al. (1978): A randomized trial of Adriamycin versus Methotrexate in combination drug therapy. Cancer 41:1649–1657
13. Canellos G. P., Pocock S. J., Taylor S. G. et al. (1976): Combination chemotherapy for metastatic breast carcinoma. Cancer 38:1882–1886
14. Carmo-Pereira J., Costa F. L., Henriques E. (1981): Chemotherapy of advanced breast cancer. A randomized trial of vincristine, adriamycin and cyclophosphamide (VAC) versus cyclophosphamide, Methotrexate, 5-fluorouracil and prednisone (CMFP). Cancer 48:1517–1521
15. Carter S. K. (1981): The interpretation of trials: combined hormonal therapy and chemotherapy in disseminated breast cancer. Breast Cancer Res. Treat. 1, 43–52
16. Carter S. K. (1976): Chemotherapy of breast cancer: current status; in Breast Cancer, trends in research and treatment, 196–215, Raven Press, New York
17. Castiglione M., Cavalli F. (1980): Ergebnisse einer Pilotstudie mit hochdosiertem Medroxyprogesteron-Azetat in der Behandlung des metastasierenden Mammakarzinoms. Schweiz. Med. Wochenschr. 110:1073–1076
18. Cavalli F., Beer M., Martz G., Jungi W. F., Alberto P., Obrecht J. P., Mermillod B., Brunner K. W. (1982): Gleichzeitige oder sequentielle Hormono-Chemotherapie sowie Vergleich verschiedener Polychemotherapien in der Behandlung des metastasierenden Mammakarzinoms. Schweiz. Med. Wschr. 112:774–783
19. Cavalli F., Pedrazzini A., Martz G. et al. (für die SAKK) (1983): Randomized trial of 3 different regimens of combination chemotherapy in patients receiving simultaneously a hormonal treatment for advanced breast cancer. Akzeptiert zur Publikation im: European Journal of Cancer 1983
20. Cavalli F., Beer M., Martz G., Jungi W. F., Alberto O., Obrecht J. P., Mermillod B., Brunner K. W. (1983): Concurrent or sequential use of cytotoxic chemotherapy and hormone treatment in advanced breast cancer: report of the Swiss Group for Clinical Cancer Research. British Med. J. 286:5–8
21. Cocconi G., Cascinelli E. et al. (im Druck): CMF and tamoxifene versus CMF alone in advanced breast cancer. Cancer (Philad.)
22. Cooper R. (1969): Combination chemotherapy in hormone resistant breast cancer. Proc. Am. Ass. Cancer Res. 10:15
22a. Cummings F. J., Gelman R., Horton J. and Calman K. (for the ECOG) (1982): Comparison of CMFP with CAF in patients with metastatic breast cancer. Abstract. Proceedings. 13th International Congress, Seattle
23. De Jager R., Kaufman R., Ochoa M. and Krakoff I. H. (1975): Chemotherapy of advanced breast cancer with a combination of cytoxan, adriamycin and 5-FU (CAF). Proc. Am. Ass. Cancer Res. 16:273

24. De Lena M., De Palo G. M., Bonadonna G., Beretta G. and Bajetta E. (1973): Terapia del carcinoma mammario metastatizzato con ciclofosfamide, methotrexate, vincristina e fluorouracile. Tumor 59: 11–24
25. Fabian C., Sternson L., Barnett M. (1980): Clinical pharmacology of tamoxifen in patients with breast cancer: Comparison of traditional and loading dose schedules. Cancer Treat. Rep. 64:765–773
26. Falkson G., Falkson H. C., Glidewell O., Weinberg V., Leone L. and Holland J. F. (1979): Improved remission rates and remission duration in young women with metastatic breast cancer following combined oophorectomy and chemotherapy. A study by Cancer and Leukemia Group B. Cancer (Philad.) 43, 2215–2222
27. Greenspan E. (1966): Combination cytotoxic chemotherapy in advanced disseminated breast cancer. J. Mt. Sinai Hosp. 33: 1–27
28. Harvey H. A., Lipton A., White D. S. et al. (1982): Cross-over comparison of Tamoxifen and Aminoglutethimide in advanced breast cancer. Proc. ASCO 1:79
29. Henderson I. C., Canellos G.P. (1980): Cancer of the breast. The past decade. N. Engl. J. Med. 302: 17–30, 78–90
30. Hoogstraten B. (1982): The role of Tamoxifen in predicting response to ovarian ablation in patients with recurrent breast cancer. Proc. ASCO 1:72
31. Ingle J. N., Ahmann D. L., Green S. J. et al. (1981): Randomized clinical trial of diethylstilboestrol versus Tamoxifen in postmenopausal women with advanced breast cancer. N. Engl. J. Med. 304: 16–21
32. Jordan V. C., Rowsby L., Dix C. J. et al. (1978): Dose-related effects of nonsteroidal antiestrogens and oestrogens on the measurement of cytoplasmic oestrogen receptors in the rat and mouse uterus. J. Endocrinol. 78:71–81
33. Klaassen D. J., Rapp E. E. and Hirte W. E. (1976): Response to medroxyprogesterone acetate (NSC 26386) as a secondary hormone therapy for metastatic breast cancer in postmenopausal women. Cancer Treat. Rep. 60:251
34. Lippmann M. E., Tormey D. C., Cassidy J. and Edwards B. K. (1981): A randomized trial of tamoxifen (TAM) versus tamoxifen plus fluoxymesterone (FLU) in metastatic breast cancer. Proc. Amer. Soc. Clin. Oncol.: 22:441
35. Lloyd R. E., Jones S. E. and Salmon S. E. and Southwest Oncology Group Members (1975): Phase II trial of adriamycin and cyclophosphamide: a Southwest Group Oncology Pilot Study. Proc. Am. Ass. Cancer Res. 16:265
36. Manni A., Trujillo J. E., Pearson O. H. (1980): Sequential use of endocrine therapy and chemotherapy for metastatic breast cancer: effects on survival. Cancer Treat. Rep. 64, 111–116
37. Manni A., Arafah B., Pearson O. H. (1980): Estrogen and progesterone receptors in the prediction of response of breast cancer to endocrine therapy. Cancer 46:2838–2841
38. McCarthy K., Barton T. K., Fetter B. F. et al. (1980): Correlation of estrogen and progesterone receptors with histologic differentiation in mammary carcinoma. Cancer 46:2851–2858
39. McGuire W. L. (1978): Hormone receptors: their role in predicting prognosis and response to endocrine therapy. Semin. Oncol. 5:428–433
40. Muggia F. M., Cassileth P. A., Ochoa M. Jr., Flatow F. A., Gellhorn A., Hyman G. A. (1968): Treatment of breast cancer with medroxyprogesterone acetate. Ann. Intern. Med. 63:328
41. Mouridsen H. T., Ellemann K., Mattson W. et al. (1979): Therapeutic effect of Tamoxifen versus Tamoxifen combined with Medroxyprogesterone acetate in advanced breast cancer in postmenopausal women. Cancer Treat. Rep. 63: 171
42. Muss H. B., White D. R., Richards F. et al. (1978): Adriamycin versus Methotrexate in five drug combination chemotherapy for advanced breast cancer. Cancer 42: 2141–2148
43. Namer M., Lalanne C. and Beaulieu E. E. (1980): Increase of progesterone receptors by Tamoxifen as a hormonal challenge test in breast cancer. Cancer Res. 40: 1750
44. Patterson J. S. and Battersby L. A. (1980): Tamoxifen: An overview of recent studies in the field of oncology. Cancer Treat. Rep. 64:775–778
45. Pannuti F., Martoni A., Lenaz C. R., Piana E. and Nanni P. (1978): A possible new approach to the treatment of metastatic breast cancer: massive doses of medroxyprogesterone acetate. Cancer Treat. Rep. 62:504

46. Pellegrini A., Massida B., Mascha V. et al. (1981): Ethinyl estradiol and Medroxyprogesterone treatment in advanced breast cancer. A pilot study. Cancer Treat. Rep. 65:135–136
47. Pritchard K. I., Thomson D. B., Meakin J. W. et al. (1981): The role of Tamoxifen in premenopausal women with metastatic carcinoma of the breast. Ann. Update Proc. AACR ASCO 22:436
48. Robustelli Della Cuna G., Calciati A., Bernardo Strada M. R., Bumma C. and Campio L. (1978): High doses medroxyprogesterone acetate (MPA) treatment in metastatic carcinoma of the breast. A dose response evaluation. Tumori 64:143
49. Rosner D. (1982): Optimal sequential systemic therapy for increased survival in metastatic breast cancer. Abstract. Proceedings 13th International Congress, Seattle
50. Ross M. B., Buzdar A. U., Blumenschein G. R. (1982): Treatment of advanced breast cancer with megestrol acetate after therapy with tamoxifen. Cancer 49:413–417
51. Rubens R. D., Begent R. H. J., Knight R. K., Sexton S. A. and Hayward J. L. (1978): Combined cytotoxic and progestogen therapy for advanced breast cancer. Cancer 42: 1680–1686
52. Santen R. J., Worgul T. J., Samojlik E. et al. (1981): A randomised trial comparing surgical adrenalectomy with aminoglutethimide plus hydrocortisone in women with advanced breast cancer. N. Engl. J. Med. 305:545–551
53. Smalley R. V., Murphy S., Chan Y. K. and Huguley C. M. (1973): Comparison of two five-drug reimens vs. sequential chemotherapy in metastatic breast carcinoma. Cancer Chemother. Rep. 57:110
54. Smalley R. and Bornstein R. (1975): C-A-F treatment of metastatic breast carcinoma. Proc. Am. Ass. Cancer Res. 16:265
55. Smalley R. V., Murphy S., Huguley C. M. et al. (1976): Combination versus sequential five-drug chemotherapy in metastatic breast cancer. Cancer Res. 36:3911–3916
56. Smalley R. V., Carpenter J., Bartolucci A. et al. (1977): Comparison of cyclophosphamide, methotrexate, 5-fluorouracil (CAF) and cyclophosphamide, methotrexate, 5-fluorouracil, vincristine, prednisone (CMFVP) in patients with metastatic breast cancer. Cancer 40:625–632
57. Smith I. E., Harris A. L., Morgan M. et al. (1981): Tamoxifen versus aminoglutethimide in advanced breast carcinoma: a randomised cross-over trial. Br. Med. J. 283:1432–1434
58. Smith I. E., Harris A. L., Morgan M. W. et al. (1982): Tamoxifen versus Aminoglutethimide versus combination TAM + AG in advanced breast carcinoma. Proc. ASCO 1:87
59. Stewart J. F., King R., Hayward J. L. and Rubens R. D. (1981): The value of repeating steroid receptor analysis in the endocrine treatment of breast cancer. Am. Soc. Clin. Oncology 23:74
60. Tormey D., Carbone P. and Band P. (1977): Breast cancer survival in single and combination chemotherapy trials since 1968. Proc. Am. Ass. Cancer Res. 18:64
61. Tormey D. C., Gelman R., Band P. and Carbone P. for the ECOG (1980): Comparison of single to alternating combination therapy in metastatic breast cancer. Am. Ass. Cancer Res.: 171 (Abstract)
62. Wagner R. K., Parl F. F. (1980): The histopathological evaluation of human breast cancers in correlation with estrogen receptor values. Cancer 46:362–367
63. Young R. C., Lippman M., DeVita T. V., Bull J. and Tormey D. (1977): Perspectives in the treatment of breast cancer: 1976. Ann. intern. Med. 86:784–798

Rundtischgespräch
Aktuelle Konzepte der Therapie des Mammakarzinoms

Leitung: C. G. Schmidt

Im Anschluß an die Vorträge wurde im Rundtischgespräch über drei Hauptthemen diskutiert:

1. Primärtherapie des Mammakarzinoms: Operation, Stellenwert einer Nachbestrahlung.
2. adjuvante Therapie
3. Therapie des metastasierenden Mammakarzinoms.

Das Mammakarzinom gehört zu den Geschwülsten mit einer über lange Zeitspannen verteilten Rückfallneigung, so daß sich ein Plateau erst spät einstellt. Der Verlauf des operierten Mammakarzinoms läßt erkennen, daß unterschiedliche biologische Eigenschaften der Geschwülste vorhanden sein müssen. Die unterschiedliche Tumor-Aggressivität äußert sich einerseits in hohen jährlichen Absterberaten für eine bestimmte Gruppe von Patientinnen, andererseits in einer deutlichen Abflachung bei sehr geringer späterer jährlicher Absterberate. Kollektive mit Mammakarzinom enthalten daher verschiedene, biologisch unterschiedliche Populationen. Darüber hinaus konnten folgende negativen *prognostischen Faktoren* ermittelt werden: Größe des Primärtumors, Zahl der befallenen Lymphknoten, Rezeptorstatus, histologisches Grading, familiäre Belastung. Die Beziehungen zwischen Tumorgröße, d.h. Tumormasse und Zahl der befallenen Lymphknoten dürfte gesichert sein. Beide Faktoren zusammen stellen einen erheblichen Risikofaktor dar. Es bleibt das Problem derjenigen Fälle, die bei der Primär-Operation als N_0-Fälle eingestuft wurden und dennoch zu etwa 30% Rückfälle aufweisen.

Operatives Vorgehen

In der *Primärbehandlung* des Mammakarzinoms ist seit der Einführung der Radikal-Operation durch Halsted ein Wandel eingetreten. Unter der Vorstellung einer sich lymphogen ausbreitenden Erkrankung lag damals die Radikalität als Primär-Therapie nahe. Die Ergebnisse konnten durch zunehmende Radikalität nicht verbessert werden, die Nebenwirkungen nahmen zu. Neuere Kenntnisse über die Latenz-Perioden des Mammakarzinoms, das Verhältnis von subklinisch stummer zu klinisch ouverter Phase und zunehmende Hinweise auf früh angelegte Disseminierung, die bereits zum Zeitpunkt der klinischen Erstdiagnostizierbarkeit in der überwiegenden Zahl der Fälle über das Schicksal der Patientinnen entschieden haben dürfte, führten zu loco-regionalen Therapie-Varianten, so daß bei noch kleinen Primärtumoren Brust-erhaltende Operationen angestrebt wurden.

Es stellt sich daher die Frage, ob bei Beginn des invasiven Wachstums das Mammakarzinom als eine primär angelegte System-Erkrankung anzusehen ist. Dies wür-

Therapie des Mammakarzinoms
Büchner/Urbanitz/van de Loo

de der operativen Primär-Therapie daher eine untergeordnete Bedeutung beimessen. In diesem Fall wäre eine Prädetermination zu unterstellen, die durch keine therapeutische Maßnahme abgewendet werden kann. Andererseits stellt sich die Frage, ob allgemeine Faktoren wie Größe des Primär-Tumors und Zahl der befallenen Lymphknoten, Rezeptorstatus und histologisches Grading die Prognose maßgebend beeinflussen, was sich bei Vorverlegung der Diagnose in besseren Ergebnissen niederschlagen müßte. Man wird den Rückschluß wagen dürfen, daß eine fatalistische Prädetermination nicht durchgängig unterstellt werden kann, vielmehr ein gewisser Spielraum mit Verbesserung der Prognose bei kleinen Primär-Tumoren nachweisbar ist.

Herr Brunner hat vor einigen Jahren darauf hingewiesen, daß Fortschritte in der Behandlung des Mammakarzinoms, die sich pro Jahrzehnt in Verbesserungen der Heilungsrate niedergeschlagen haben, nicht auf therapeutische Varianten, sondern vielmehr auf ihrer früheren Anwendung beruhen.

Die Auswertung der Screening-Daten läßt den Rückschluß zu, daß eine systemische Ausbreitung des Mammakarzinoms nicht primär gegeben ist, sondern sich erst im Verlaufe des Tumor-Wachstums – vielfach jedoch schon früh – einstellt. Daher ist die Frage der frühen und vollständigen Beseitigung des Primär-Tumors unverändert von Bedeutung. In diesem Zusammenhang wird erneut die Frage der *Radikalität* der Operation gestellt.

Herr *Schmidt-Matthiesen* faßt die Empfehlungen wie folgt zusammen: so viel wie nötig, so wenig wie möglich. Eingeschränkte Operations-Maßnahmen sind nur bei sehr kleinen Tumoren mit geringem Metastasierungs-Risiko zu vertreten. Sie müssen auch vor dem Hintergrund der Multizentrizität des Mammakarzinoms gesehen werden. Die Exstirpation des Tumors im Gesunden und histologischer Nachweis dieses Ziels sind unverzichtbare Forderungen. Die genaue Kenntnis des Lymphknotenbefalls in der Axilla ist unverzichtbarer Bestandteil des Vorgehens. Die häufigsten Fälle betreffen Tumoren in einer Größenordnung von 1,5 bis 3 cm. In diesen Fällen besteht die Standard-Operation in der Mastektomie mit gleichzeitiger Lymphonodektomie der Axilla; der M. pectoralis major kann belassen werden, hinsichtlich des M. pectoralis minor besteht unterschiedliche Auffassung. Die Ausräumung der Axilla erfolgt schonend und reicht bis an die Adventitia der Vena axillaris.

Eine alleinige Beurteilung der axillären Lymphknoten durch Palpation ist insuffizient und abzulehnen. Die Fehlerbreite zwischen „Palpations-Eindruck" und histologischer Beurteilung liegt zwischen 25 und 50%. Ein klinisches Staging ohne Histologie in der Achselhöhle ist absolut unbrauchbar. Als Mindestzahl zur Sicherung der histologischen Absicherung empfiehlt Herr Schmidt-Matthiesen die Untersuchung von 10 Lymphknoten. Auch eine selektive Exstirpation auffälliger Lymphknoten ist zu risikoreich und daher abzulehnen.

Zur Frage der früher routinemäßig durchgeführten *Nachbestrahlung* erwähnt Herr Schmidt-Matthiesen, daß sie als Routinemaßnahme überholt und verlassen sei. Nur in besonderen Fällen, in denen die Radikalität der Operation im Gesunden nicht sicher sei, bestehe noch eine Indikation. Bei sorgsamer Operation wird die routinemäßige Nachbestrahlung überflüssig.

Bei eingeschränkter Operation – Lumpektomie oder Quadranten-Resektion wird dagegen im Hinblick auf die mögliche Multizentrizität eine Nachbestrahlung gefordert.

Herr *Heilmann* schließt sich dieser Beurteilung an, bei N-negativen Tumoren sollte keinesfalls nachbestrahlt werden. Auch bei lokal fortgeschrittenen Geschwülsten würde nach der Operation besser eine adjuvante Chemotherapie durchgeführt, da die Disseminierungs-Wahrscheinlichkeit größer sei, so daß eine System-Therapie sich als notwendig erweise.

Herr *Brunner* stellt die Frage, ob nicht ebenso wie für die adjuvante Chemotherapie auch für die Radiotherapie versucht werden müsse, *Untergruppen* zu erfassen, die tatsächlich ein erhöhtes Risiko der lokalen und der lymphogenen Disseminierung aufweisen. Zwar könne man global formulieren, daß die postoperative Strahlentherapie in den Stadien I und II nicht zu einer Verlängerung der Überlebenszeit beitrage, man wisse jedoch nicht, ob dies auch für Untergruppen in dieser Form zutreffe. Es stellt sich daher die Frage, welche Art von Mammakarzinomen auch bei sehr kleinen Geschwülsten zur lokalen Ausbreitung neige. Sollte sich eine solche Gruppe herausschälen lassen, würde unabhängig von der Tumorgröße und vom Zustand axillärer Lymphknoten zur Vermeidung eines erhöhten Lokalrezidiv-Risikos nachbestrahlt werden können. Leider liegen derartige Untersuchungen zu Subgruppen bisher nicht vor.

Herr Brunner führt aus, daß bei der weitaus überwiegenden Zahl nicht das Lokalrezidiv das Krankheitsbild beherrsche, sondern die primär okkulte Metastasierung. Die Strahlentherapie dürfe daher mit dem Versuch einer System-Therapie nicht interferieren. Daher solle auch im Stadium II bei positivem axillärem Lymphknotenbefall die Strahlentherapie aufgeschoben werden, um einer System-Therapie Platz zu machen, weil der Nachweis von Lymphknoten-Metastasen als Ausdruck einer bereits stattgehabten Ausbreitung anzusehen sei. Die Prognose könne daher durch eine lokale Strahlentherapie nicht verbessert werden. Man müsse es offenlassen, ob nach Abschluß der System-Therapie in diesen Fällen noch eine Strahlentherapie angeschlossen werde.

Adjuvante Therapie

Es wird zunächst die Frage des *Zeitpunktes* der adjuvanten Chemotherapie diskutiert. Einige Studien aus den USA hatten den Verlust der Wirksamkeit einer adjuvanten Chemotherapie bei vorhergehender Strahlentherapie beschrieben.

Herr *Senn* erwähnt, daß sich diese Frage noch nicht abschließend beantworten lasse. Aus einigen Studien scheine ein negativer Effekt bei Verzögerung der adjuvanten Chemotherapie hervorzugehen. Die früheren Untersuchungen von Herrn Nissen-Meier wurden von Herrn Senn in dieser Form interpretiert, da bei unmittelbar postoperativ durchgeführter Endoxan-Therapie ein um etwa 10% verbesserter Therapie-Effekt gegenüber der nicht zytostatisch behandelten Patientengruppe zu beobachten sei. Bei Patienten, welche die postoperative Applikation von Cyclophosphamid wegen der zunächst durchgeführten Bestrahlung verspätet erhalten haben, war dieser Effekt nach 10 Jahren nicht erkennbar. Herr Senn bevorzugt schon wegen der Gefahr der okkulten Metastasierung die initiale Anwendung der System-Therapie vor einer evtl. zur Diskussion stehenden Nachbestrahlung.

Es wird ferner der Einfluß der adjuvanten Chemotherapie auf das *Lokalrezidiv* diskutiert. In der bekannten Mailänder Studie hatte Bonadonna darauf hingewiesen, daß durch die adjuvante Chemotherapie eine Verminderung von Lokalrezidiven in der gleichen Größenordnung zu erreichen sei, wie nach lokaler Strahlentherapie. Herr Senn erwähnte auch andere Studien, in denen durch die adjuvante Chemotherapie eine wirksame Verminderung des Lokalrezidivs vergleichbar der Strahlentherapie erkennbar wurde. Auch hier müsse eine nähere Differenzierung angestrebt werden, da es wünschenswert sei, Subgruppen herauszuarbeiten, in denen durch die adjuvante Chemotherapie das Risiko nicht gesenkt werde. In diesen Fällen sei eine adjuvante Strahlentherapie indiziert. Möglicherweise würden die Fälle mit fortgeschrittenem Tumorwachstum z. B. T_{3b} oder auch solche mit massivem Befall der Axilla zum Zeitpunkt der Operation zu ihnen zu rechnen sein.

Es stellt sich ferner die Frage des kombinierten Vorgehens (Chemo- und anschließende Strahlen-Therapie), da einige Studien ein solches Vorgehen nahegelegt hatten.

Herr *Heilmann* erwähnt allerdings die zu geringen Fallzahlen, so daß die Frage offenbleiben müsse. Auch er empfiehlt dringend, selbst bei Anwendung der kombinierten Therapie mit der Chemotherapie zu beginnen.

Welche Bedeutung kommt dem *Lokalrezidiv* zu?

Es stellt sich die Frage, welches die klinische Basis der oft formulierten Feststellung sei, daß ein einmal aufgetretenes Lokalrezidiv ein erhebliches Problem für die Patientinnen und für den Therapeuten darstelle. Historische Vergleiche belegen, daß diese Feststellung sich auf ein Patientengut bezog, welches primär mit ausgedehnten Lokalrezidiven im Form eines cancer en cuirasse oder erheblichen Exulcerationen zur Behandlung kam, die naturgemäß nicht mehr zu beherrschen waren. Es stellt sich daher die Frage, ob bei der heutigen Form der Nachsorge-Untersuchung nicht ein früh-diagnostiziertes Thoraxwand-Rezidiv leichter zu beherrschen sei als früher in der Literatur angegeben wurde.

Herr *Heilmann* erwidert, daß dies zutreffen dürfte. Andererseits stellen Lokalrezidive oft den Beginn einer allgemeinen Disseminierung dar. Man müsse daher unterscheiden zwischen echten Lokalrezidiven, die auf einen kleinen Bezirk beschränkt seien, und der weitaus größeren Zahl von Fällen, in denen eine Brustwand-Manifestation sich im Rahmen einer Generalisation äußere. Anfänglich sei es schwierig, beide Vorgänge voneinander zu trennen. Vielfach könne erst der Verlauf die Entscheidung bringen. In der Regel hätten Patientinnen mit Lokalrezidiv eine schlechte Prognose. Dabei sei es ungewiß, ob diese schlechte Prognose durch eine lokale Strahlentherapie verbessert werden könne. In der Tat stellen Lokalrezidive in der Regel die Spitze des Eisberges einer zu erwartenden Generalisation und Exazerbation des Tumorleidens mit infauster Prognose dar.

Im Zusammenhang mit der früher geübten routinemäßigen *Nachbestrahlung* werden die *Nebenwirkungen* diskutiert. Wenn man davon ausgehe, daß die routinemäßige Anwendung in mindestens 70% der Fälle eine unnötige Überbehandlung darstelle, müsse dies auch ethische Probleme aufwerfen. Dies gelte besonders bei der Behandlung der linken Thoraxhälfte. Solange verfeinerte internistisch-kardiologische und pulmologische Diagnostik nicht zur Verfügung stand, ist das Ausmaß der Nebenwirkungen unterschätzt worden. Kürzliche Veröffentlichungen aus deutschen Kliniken haben unter Anwendung verfeinerter kardiologischer Parameter erhebliche negative Rückwirkungen erkennen lassen. Herr Heilmann führt dies auf die Technik der Strahlentherapie zurück. Eine reine Bestrahlung der Thoraxwand würde kaum zu einer größeren Dosis-Belastung des Herzens führen. Diese nehme bei Bestrahlung der Parasternalregion deutlich zu. Werde über Stehfelder bestrahlt, sei eine volle Dosis-Belastung des Herzens gegeben. Bei Anwendung der Rotationsmethodik mit tangentialer Bestrahlung werde dagegen die Belastung gering gehalten. Am meisten belaste bei postoperativer Bestrahlung das Lymphödem. Bei ausgedehnter und guter Operation sei es wünschenswert, auf die Bestrahlung der Axilla zu verzichten, um das Lymphödem zu vermeiden. In diesen Fällen sei das Risiko einer systemischen Ausbreitung weitaus gravierender.

Schließlich wird noch einmal auf die Kontroverse über das therapeutische Vorgehen bei Sitz des Primärtumors im *inneren Quadranten* und die Beteiligung der *Mammaria interna-Kette* diskutiert.

Herr *Schmidt-Matthiesen* erwähnt, daß bei medialem Sitz des Tumors mit einem höheren Befall der retrosternalen Lymphknoten zu rechnen sei, die nicht ohne weiteres operativ erreichbar sind.

Man habe also zum Zeitpunkt der Operation keine genügende Klarheit über den Befall dieser Gruppe. Die zunächst naheliegende Empfehlung, bei medial sitzendem Karzinom die Parasternalkette routinemäßig aus Sicherheitsgründen nachzubestrahlen, habe versagt. Aufgrund vieler Daten könne festgestellt werden, daß sich an der Überlebenschance nichts ändere. Dies stehe in Analogie zu operativen Versuchen, die ebenfalls unter Ausräumung der parasternalen Lymphknotenkette die Prognose nicht verbessern konnten. Man könne daraus den Rückschluß ziehen, daß ein Befall der parasternalen Lymphknoten im allgemeinen bedeute, daß die Krankheit den lokalen Rahmen überschritten habe. Man solle auf die Bestrahlung der Parasternalkette verzichten und bei Risikofällen daher die adjuvante Chemotherapie bevorzugen.

Herr *Heilmann* erwähnt daraufhin, daß es Geschwulstformen bei medialem Sitz mit massivem Befall der Parasternal-Lymphknoten gebe, bei denen die Tumormasse vermutlich zu groß sei, um durch die adjuvante Chemotherapie allein erreicht zu werden. Vermutlich lasse sich auch die Zahl der Pleuraergüsse herabsetzen.

Herr *Nagel* erwähnt daraufhin die von Veronesi vorgelegten Mailänder Daten, die in Übereinstimmung mit umfangreichen amerikanischen Untersuchungen zweifellos nachgewiesen haben, daß weder die Operation noch die Bestrahlung der Parasternalregion die Prognose verbesserte. Es lägen harte Daten vor, so daß die Diskussion als entschieden angesehen werden könne. Es ergäbe sich keine Indikation zur Nachbestrahlung.

In diesem Zusammenhang erwähnt Herr *Maass,* daß der Befall der parasternalen Lymphknotenkette auch bei medialem Sitz des Tumors keinesfalls häufig, sondern selten sei. Sei darüber hinaus noch die Axilla negativ, reduziere sich der Befall der parasternalen Lymphknoten auf 5%. Es sei daher nicht zu vertreten, 95% der Patientinnen unnötigerweise zu bestrahlen, um jene 5% mit parasternalem Lymphknotenbefall zu erreichen.

Zwar könne man besonders nach den Untersuchungen von Veronesi davon ausgehen, daß der Befall der Parasternalregion bei medialem Tumorsitz häufiger ist, faßt man jedoch alle Fälle zusammen, sei die Metastasierungs- und Rezidiv-Rate parasternal 5× geringer als man rechnerisch erwarten könne. Eine Erklärung ist schwierig. Außerdem weist Herr Maass darauf hin, daß auch bei medialem Tumorsitz die Metastasierung in die Pleura bzw. in das Mediastinum nicht erhöht sei. Deshalb sei es durchaus fragwürdig, diese Gruppe in eine Strahlentherapie einzubeziehen.

Herr *Brunner* wirft in diesem Zusammenhang die grundsätzliche Frage nach der *biologischen Wertigkeit von Lymphknoten-Metastasen* bei Mammakarzinom auf. Nach seiner Auffassung wird hier immer noch die Vorstellung erkennbar, die Ausbreitung des Mammakarzinoms und des Primärtumors erfolge zunächst in die regionären Lymphknoten und erst später auf hämatogenem Wege. Daraus resultiert die frühere Einstellung einer weitgehenden Radikalität des Operations-Verfahrens, um den Tumor unter Einschluß der Lymphknotenkette loco-regional auszuschalten und damit die hämatogene Ausbreitung zu verhindern. Diese Vorstellung ist – wie Herr Nagel bereits in seinem Vortrag gezeigt habe – wahrscheinlich falsch. Brunner erwähnt englische Studien, nach denen die Prognose des Mammakarzinoms sich nicht ändert, wenn man die Lymphknoten absolut in Ruhe lasse. Es besteht kein Unterschied, wenn nach der Behandlung des Primärtumors die Lymphknoten erst dann behandelt werden, wenn sie tastbar vergrößert gefunden werden im Vergleich zur Primär-Operation der Lymphknoten. Hier bahne sich eine grundsätzliche Kontroverse über die biologische Bedeutung der Lymphknoten-Metastasierung an, die zur Zeit nicht abschließend beantwortet werden könne. Herr Brunner neigt der Auffassung zu, die Lymphknoten mehr als Indikator des Verlaufs und der Prognose zu sehen, weniger als Gegenstand einer therapeutischen Radikalität. Diese Frage könne jedoch erst durch sehr sorgfältige und aufwendige Untersuchungen unter Berücksichtigung von speziellen Subgruppen geklärt werden. Es sei daher schon eine gewisse Diskrepanz in unserem therapeutischen Vorgehen festzustellen, auf der einen Seite die Axilla so radikal wie möglich zu behandeln und auf der anderen Seite den Mammaria interna-Lymphknoten nur eine geringe Bedeutung zuzuerkennen.

Andererseits sei nicht zu übersehen, daß sowohl die Studien am Sloan Kettering-Institut als auch die Fisher-Studie deutlich nachgewiesen hätten, daß die Behandlung oder Nicht-Behandlung der Parasternalregion ohne Einfluß auf die Prognose bleibt.

In der Diskussion um den gegenwärtigen Stellenwert der adjuvanten Chemotherapie wird vom Vorsitzenden die Diskussion auf kürzlich veröffentlichte *Einwände* von Herrn Sauter (Schweiz) gerichtet. In der Diskussion erwähnt Herr *Senn*, daß offensichtlich von Herrn Sauter die Daten der Mailänder Studie miß-interpretiert worden sind. Er habe von einem fehlenden Erfolg gesprochen, weil nur 10 bis 15% der Patientinnen nach 7 oder 8 Jahren insgesamt überleben. Der wesentliche Fehler bestehe darin, eine Untergruppen-Analyse derjenigen Fälle, die am meisten profitieren, nicht vorgenommen zu haben. Die Mailänder Daten werden in mindestens 3 Studien bestätigt, zu denen die Manchester-Studie gehört, welche chirurgisches Vorgehen versus L-PAM (Melphalan) versus CMF in der Mailänder Dosierung geprüft hat. Die Studie weist einen signifikanten Rezidiv-freien Überlebensgewinn nach 4½ Jahren für die CMF-Gruppe auf, nicht jedoch für die PAM-Gruppe. Dieser Gewinn wird sich nach statistischen Extrapolationen auch im Gesamt-Überleben niederschlagen. Zwei weitere Studien aus den USA führen zu ähnlichen Ergebnissen.

Er könne daher keinesfalls Herrn Sauter zustimmen, der behauptet habe, es sei nicht ethisch, weitere Studien in dieser Weise durchzuführen, ohne chirurgische Kontrollgruppen alleine mitlaufen zu lassen. Nach seiner persönlichen Auffassung sei es sinnlos, alle 10 Jahre wieder am gleichen Punkt anzufangen, insbesondere auf Gebieten der Medizin, in denen man das Gegenteil bewiesen habe. Es stehe jedem frei, solche Situationen als ethisch zu betrachten. Er persönlich vertrete den Standpunkt, daß ein 15%iger Überlebensgewinn nach jahrzehntelanger Stagnation für eine bestimmte Gruppe von Patientinnen zur Kenntnis genommen werden müsse. Bei der großen Zahl von Frauen, die an einem Brustkrebs leiden, sind 15% tumorfreie Verbesserung an Überlebenszahlen eine nicht zu bagatellisierende Verbesserung des Einzelschicksals.

Herr *Brunner* führt aus, daß die Indikationsstellung zur adjuvanten Chemotherapie in Form von Untergruppen verbessert werden müsse, weil es natürlich unbefriedigend sei, wenn 100% der Patientinnen mit Lymphknoten-positiver Axilla adjuvant behandelt werden, von denen ein großer Prozentsatz entweder diese Behandlung nicht nötig habe oder aber von ihr nicht profitiere, es jedoch letzten Endes nur noch 10–15% sind, die endgültig profitieren – also geheilt werden –, was ohne die adjuvante Chemotherapie nicht eingetreten wäre. Diese Situation zeige den gegenwärtigen Mangel unserer Möglichkeiten der klinischen Forschung auf, da wir noch nicht in der Lage sind, die 15% zu selektionieren, und damit 85% der Fälle entweder eine unnötige oder unwirksame Behandlung erfahren. Das gleiche Problem stelle sich bei der Strahlentherapie.

Hinsichtlich der *Indikation* zur adjuvanten Chemotherapie wird auch die Frage *prä- bzw. postmenopausale Chemotherapie* diskutiert. Dabei wird vom Vorsitzenden auf Ergebnisse von Bonadonna hingewiesen, die zu einer Revision der früheren Auffassung geführt habe, daß nur Frauen in der Prämenopause von der adjuvanten Chemotherapie profitieren würden. Wird nämlich die kalkulierte Dosis auch in der Postmenopause appliziert, ergebe sich auch für diese allerdings kleine Gruppe von Patienten ein Gewinn. Herr *Senn* erwähnt, daß in der ersten Mailänder Studie der größere Teil von Patientinnen in der Postmenopause nicht adäquat therapiert wurde, so daß die Dosen mit den Applikationen in der Prämenopause nicht vergleichbar waren. Dieses Vorurteil wurde korrigiert, so daß auch Frauen in der Postmenopause, die die kalkulierte CMF-Dosis erhalten und tolerieren, bei entsprechender Indikationsstellung von der adjuvanten Chemotherapie profitieren können. Das gleiche gilt für die Fisher-Studie, die einen Unterschied zwischen Prä- und Postmenopause im weiteren Verlauf nicht aufrecht erhalten konnte.

Bei den gegebenen Schwierigkeiten zur Indikationsstellung der adjuvanten Chemotherapie wird von den Diskussions-Partnern darauf hingewiesen, daß sie nach wie vor Studien vorbehalten sein sollte, um eine zu weitgehende Überbehandlung zu vermeiden.

Zum gegenwärtigen Zeitpunkt könne man vorsichtigerweise formulieren, daß die adjuvante Chemotherapie bei Frauen, welche nodal positiv sind, eine 10–15%ige Wahrscheinlichkeit biete, nach 5 bis 8 Jahren einen Überlebensgewinn zu bieten, der bei Frauen mit analoger Krankheitsausbreitung ohne diese Therapie nicht gegeben ist. Es bleibt offen, welche Form der adjuvanten Chemotherapie in Zukunft und welche Dauer vor allem der Therapie notwendig sind.

Schließlich wendet sich die Diskussion den Patientinnen mit *nodal-negativem Status* zu. Bereits in der Ludwig Breast Cancer-Studie wurden Untersuchungen angestellt über die Prognose von Patientinnen im Stadium T_1 oder $T_2N_0M_0$, die eine mindestens 65%ige 10-Jahres-Heilungsrate erwarten dürfen. Es stellt sich die Frage, worauf die 35% betragenden Verluste trotz nodal-negativem Status zurückzuführen sind.

Es wurde versucht, Rezeptor-Negativität, histologischen Befund mit Gefäß-Einbrüchen oder loco-regionaler Lymphbahn-Infiltration im peritumorösen Gewebe als Negativ-Kriterien heranzuziehen. Es ist aus verständlichen Gründen bisher nicht gewagt worden, diese Gruppe mit N_0-Status und günstiger Prognose einer adjuvanten Chemotherapie zu unterziehen, um die bisher nicht abgrenzbaren Risikofälle positiv beeinflussen zu können.

Herr *Brunner* vertritt die Meinung, daß dieses Problem im Rahmen einer Studie nunmehr definitiv gelöst werden solle. Die Schwierigkeiten beständen in der Selektionierung, weil wir im Gegensatz zu den malignen Lymphomen beim Mammakarzinom trotz der nachgewiesenen Heterogenität keine eindeutigen Unterklassen definieren können, die eine Zuordnung auch zu therapeutischen Strategien einwandfrei rechtfertigen würden.

Schließlich wird die *Dauer* der adjuvanten Chemotherapie angeschnitten. Vom Vorsitzenden wird darauf hingewiesen, daß die Verkürzung der CMF-Therapie-Zyklen von 12 auf 6 Monate keine Verschlechterung der Ergebnisse erbracht habe, sondern nach neuesten Informationen von Bonadonna sogar eine Verbesserung erkennen ließe. Dies muß sicher zu interessanten Überlegungen führen, inwieweit eine lang-anhaltende auch immunsuppressiv wirkende Chemotherapie die Situation beeinflusse.

Herr *Senn* bezieht sich in seiner Antwort auf die historischen Daten von Nissen-Meier, der ja eine über 10 Jahre verfolgbare Verbesserung durch eine kurzfristige postoperative Chemotherapie erzielen konnte. Das ursprüngliche Konzept sei von 24 zunächst auf 12 und jetzt auf 6 Zyklen verkürzt worden. Gegenwärtig werde in der Ludwig Breast Cancer-Studie eine weitere Verkürzung auf eine *peri-operative* Chemotherapie vorgenommen. Diese Ergebnisse würden in absehbarer Zeit vorliegen. Sollten sie positiv ausfallen, d.h. keine Verschlechterung zu den Resultaten der 6-Therapie-Zyklen ergeben, wäre nicht nur eine außerordentliche Erleichterung für die betroffenen Patientinnen zu verzeichnen sondern darüber hinaus sicherlich auch eine Verminderung von unerwünschten Nebenwirkungen, ganz abgesehen von wirtschaftlichen Faktoren. Man müsse auch eine rasche Resistenz-Entwicklung in das Konzept mit einbeziehen.

Herr *Maass* erwähnt in diesem Zusammenhang eine neue Studie von Nissen-Meier, die über 5-Jahres-Ergebnisse verfügt. Es wird die peri-operative gegenüber der über 12 Monatszyklen laufenden CMF-Therapie verglichen. In diesen Ergebnissen scheint CMF nach 5 Jahren etwas besser als die peri-operative Therapie abzuschneiden. Als Interpretation wird angenommen, daß es sich hier um die Herausschiebung des Rezidiv-Verhaltens um ein oder zwei Jahre handele, so daß Nissen-Meier zur Zeit keinen eindeutigen Unterschied erkennen könne. Die Ergebnisse der Ludwig Breast Cancer-Studie bleiben abzuwarten.

Herr *Senn* macht im Hinblick auf die Dosierung bei älteren Patientinnen in der Menopause darauf aufmerksam, daß eine mögliche Verkürzung der Therapie es immer besser erlaube, das Maximum der Dosis zu geben und damit einen angestrebten Effekt zu erzielen.

Eine abschließende Frage zur Chemotherapie bezieht sich auf die induzierten *Zweitneoplasien.*

Herr *Senn* hat in seinem Vortrag die Daten abgehandelt, im Augenblick ergeben sich keine Hinweise darauf, daß nach dem gegenwärtigen Stand der Analyse die

Zweittumorrate erkennbar erhöht sei. In einigen Studien erwies sie sich bemerkenswerterweise sogar eher niedriger als in der vergleichbaren Kontrollgruppe.

Schließlich wird die *adjuvante Hormontherapie* diskutiert. Herr *Senn* erwähnt, daß es noch einige Jahre dauern dürfte, bevor ein abschließendes Urteil möglich ist. Beim Mammakarzinom könne von Gesamt-Überlebensraten nicht vor 5 Jahren mittlerer Laufzeit geredet werden. In Dänemark erhobene Daten würden eine bis zu 18% betragende Verminderung der Rezidivraten unter Tamoxifen bei gewissen Subpopulationen und langfristiger Behandlung erkennen lassen. Eine interessante Studie werde zur Zeit in England durchgeführt, welche sowohl nodal-negative als auch -positive Fälle beider Menopausen-Klassen randomisiere zwischen Chirurgie und additiver Hormontherapie bzw. Endoxan.

Auch die Ludwig Breast Cancer-Studie verfolge in der Postmenopause einen Arm, welcher gegenüber einer unbehandelten Kontrollgruppe Tamoxifen + Prednison einerseits gegen CMF andererseits und CMF + Hormontherapie randomisiere.

Herr *Nagel* erwähnt hinsichtlich der Therapie des *metastasierenden* Mammakarzinoms die *hochdosierte Gestagen-Behandlung* und analysiert den Eingriff der Gestagene je nach Dosis in den endokrinen Regelkreislauf, der die Hypophyse, Nebenniere und Ovarien als die drei wichtigsten Organe beinhalte. Niedrig dosiertes Gestagen z. B. 20–30 mg Hydroxy-Progesteron-Acetat wirken direkt via Rezeptor auf die Zelle. Mit der mittleren Dosis dürfte der Angriffspunkt am Progesteron-Rezeptor via LH-FSH-Blockade zustandekommen mit Ausschaltung der ovariellen Funktion. Bei der hoch-dosierten Gestagen-Applikation (1000 mg täglich) wird eine ACTH-Suppression mit Abfall des Cortisolspiegels auf Basiswerte beobachtet. Dieser Dosis folge der Effekt auf die Tumorzellen in Form eines noch unbekannten Mechanismus. Er nehme an, daß die drei geschilderten Mechanismen unabhängig voneinander operieren würden. Dabei zeige sich eine individuelle Variationsbreite z. B. der LH-FSH-Blockade, die bei ganz unterschiedlichen Gestagen-Dosierungen eintreten würde. Analoges müsse für die ACTH-Suppression vermutet werden. Man solle daher bei derartigen Hormontherapien nicht nur von absoluten Dosen reden sondern auch in pharmakodynamischen Kategorien denken.

Hinsichtlich der *Chemotherapie* des *metastasierten* Mammakarzinoms erwähnt der Vorsitzende, daß wir im Augenblick ein therapeutisches Plateau erreicht haben; die Indikationen sind von Herrn Brunner definiert worden. Die kombinierte Chemo- Hormon-Therapie ist Gegenstand kontroverser Diskussion, das gleiche gilt für die Sequenz der beiden Therapie-Modalitäten. Im Augenblick zeige sich eine größere Bewegung bei der additiven Hormontherapie nicht nur durch die Einführung der Antiöstrogene und ihrer relativ niedrigen Quote an Nebenwirkungen sondern auch durch Aminogluthetimid als weiterführendes Medikament. Ähnliches gelte für die Down-Regulation der Hypothalamus-Hypophysenachse durch LH-RH-Analoge.

Die Chemotherapie des Mammakarzinoms hat durch Einführung von Adriamycin, Vindesin und auch durch die Kombination mit Mitomycin C eine Bereicherung der Palette erfahren. Im Hinblick auf die Kardiotoxizität des Adriamycin-Moleküls muß man der Entwicklung von Molekül-Variationen z. B. dem Epi-Rubicin mit herabgesetzter Kardiotoxizität bei unverminderter Antitumor-Wirkung Bedeutung beimessen. Analoges gelte vermutlich auch für die neuen Anthrachinon-Entwicklungen z. B. Mitoxantron, dessen Einführung bevorstehe.

Sachverzeichnis

A

Abgrenzung des Tumors und Risiko 18
Abwehrleistung und Krankheitsstadium 12
Abwehrleistung und Metastasierung 12
AC zur adjuvanten Chemotherapie 33
Adjuvante Chemotherapie 2, 3, 23, 27–44
– bei Hochrisiko-Patientinnen 35, 36
– bei nodal negativem Status 77
– bei nodal positivem Status 77
– Dosiseinhaltung 77
– Einwände gegen 76
– Heilung durch 77
– Immundepression durch 40
– Indikation 73
– Intensität und Wirkung 36, 37
– Kombinations- vs. Monotherapie 33, 42
– Leukämogenität 40
– nodal negativer Patientinnen 38, 41
– nodal positiver Patientinnen 41
– optimale Dauer 78
– perioperative 33, 34, 41, 78
– perioperative vs. einjährige 78
– postmenopausaler Patientinnen 34, 77
– prämenopausaler Patientinnen 34
– präoperative 41
– Rationale 29
– Spättoxizität 40
– Studienergebnisse 76, 77
– Tiermodelle 30
– Timing und Resultate 34
– und Gefäßeinbrüche 78
– und Lokalrezidive 46, 73
– und Nachbestrahlung, Reihenfolge 73
– und Rezeptorstatus 78
– und Überlebensraten 46
– Unterdosierung 34
– Untergruppen 77
– vs. Radiotherapie 49
– Zeitpunkt des Einsatzes 33, 73
– Zweitneoplasien 78
– Zweittumoren durch 40
Adjuvante Chemotherapie-Studien
– postmenopausale Patientinnen 35
– Resultate 31, 32, 33
Adjuvante Chemo-Hormontherapie 40, 41, 79
Adjuvante Hormontherapie 39, 40, 47, 79
– additive 39
Adjuvante Hormontherapie-Studien
– Resultate 39
Adjuvante Kombinationstherapien 41
Adjuvante Radio-Chemotherapie 41
Adjuvante Strahlentherapie 45, 74
– Megavolt Methodik 46
– Methodik 45, 46
– präoperative 46
– und lokoregionäre Rezidive 45
– und Überlebensraten 45, 46
– vs. Chemotherapie 46
Adjuvante Therapie 71, 73
Adrenalektomie beim metastasierenden Karzinom 52
Adriamycin
– beim metastasierenden Karzinom 51, 79
– Kardiotoxizität 79
– Kombinationen beim metastasierenden Karzinom 51
– Uridin-Inkorporations-Assay und Prognose 4
Akute Leukämie des Kindes – kurative Chemotherapie 29
Allgemeinzustand und Prognose 6
Alter und Risiko 18
Aminoglutethimid 52, 54, 55, 79
– Nebenwirkungen 54
– und Postmenopause 54
– vs. Tamoxifen 54
– Wirkungsmechanismus 54
Ansprechen auf Systemtherapie und Prognose 9
Antiöstrogene beim metastasierenden Karzinom 53
Anzahl befallener Lymphknoten und Rezidivrate 5
Augmentation 21
Axilläre Ausbreitung und Überlebenszeit 5
Axilläre Lymphknoten und Risiko 18
Axillärer Lymphknoten-Befall und Überlebenszeit 5

B

BCG zur adjuvanten Therapie 37
Biologie der Mamma-Karzinome 1–14
BKS und Prognose 6
BPF = Breast Cancer Prolactinogenic Factor 12, 13
BPF und Prolactin 12
Bromocryptin 12

C

Carcinoma in situ 16, 21
CEA und Risiko 18
Chemo-Radiotherapie
– simultane 48
Chemotherapie
– Remissionsdauer 30
– Überlebenszeiten 30
– und Krankheitsstadium 12
Chemotherapie des metastasierenden Karzinoms 79
– CMF-VP vs. CAF-VP 62
– Indikationen 60, 61
– Intensität und Erfolg 63
– optimale Form und prognostische Faktoren 64, 65
– optimale Sequenz 61
– prognostische Faktoren für Therapieerfolg 66
– progressive Steigerung 65
– Remissionsrate und Überlebenszeit 61
– Risikofaktoren bei 53
– sequentielle Steigerung 65
CMF
– beim metastasierenden Karzinom 51
– zur adjuvanten Chemotherapie 32, 33, 37
CMFP beim metastasierenden Karzinom 51
CMF-VP
– beim metastasierenden Karzinom 51
– zur adjuvanten Chemotherapie 32
Cooper Schema
– beim metastasierenden Karzinom 51
– zur adjuvanten Chemotherapie 32
Cyclophosphamid
– beim metastasierenden Karzinom 51
– zur adjuvanten Chemotherapie 31

E

Einbruch von Tumorzellen, provozierter 17
Entdifferenzierungsgrad
– und Rezeptor-Gehalt 8
– und Wachstumsgeschwindigkeit 8
Entzugs-Remissionen bei Östrogenen 53
Epirubicin beim metastasierenden Karzinom 79
Extremitäten-Metastasen – Strahlentherapie 48

F

FAC-BCG zur adjuvanten Chemotherapie 32
Familiäre Belastung
– und Prognose 71
– und Risiko 18
Familiäres Mamma-Karzinom
– und Prognose 6, 10
– und Rezeptor-Status 9
Fernmetastasen
– occulte 22, 23, 24
– und Risiko 18
5-Fluorouracil beim metastasierenden Karzinom 51
Freies Intervall
– und Ansprechbarkeit auf Hormone 5
– und Prognose 6, 8
Frühfälle, echte 21

G

Gefäßeinbruch und Risiko 18
Gefäßinvasion und Prognose 4
Gesamtüberleben nach adjuvanter Chemotherapie 31, 32
Gestagene 55
– hochdosierte
– – bei Skelettmetastasen 55
– – Wirkungsmechanismen 79
Größe von Lymphknoten-Metastasen und Überlebenszeit 5
Großes Karzinom 23

H

Hautrezidive – Strahlentherapie 49
Heilungschancen des operablen Karzinoms 27
Heterogenität der Mamma-Karzinome 3
Hirnmetastasen – Strahlentherapie 49
Histologischer Typ und Risiko 18
Histologisches Grading und Prognose 4, 71, 72
Hodentumoren – kurative Chemotherapie 30
Hohes Alter und Operation 22
Hormonelle Therapie des metastasierenden Karzinoms
– Resultate 53
Hormonrezeptoren
– und Prognose 52
– und Remissionen 56
– – Primärtumor vs. Metastasen 56
– und Risiko 18

Hormontherapie
- additive 79
- des metastasierenden Karzinoms 51
- - Aminoglutethimid 52
- - Androgene 52
- - Antiöstrogene 52
- - Gestagene, hochdosierte 52
- - Kombination mit Chemotherapie 53
- - Kombinationen 56, 57
- - Optimale Sequenz 53
- - prognostische Faktoren für Ansprechen 56
- - prognostische Faktoren für Therapieerfolg 66
- - Rolle der Hormonrezeptoren 52
- - Sequenzen 56, 57
- und Krankheitsstadium 12
Hormon- und Chemotherapie des metastasierenden Karzinoms
- bei aggressivem Metastasierungstyp 60
- optimale Sequenz 58, 59
- Remissionsrate und Überlebenszeit 60
- simultane vs. sequentielle Kombination 60
Hypophysäre Regelmechanismen 13
Hypothallamische Regelmechanismen 13

I

Immuntherapie des metastasierenden Karzinoms 51
Inflammatorisches Mamma-Karzinom
- und Prognose 6, 18
- und Rezeptor-Status 9
Internistische Therapie 51-69
Invasives Karzinom 16

K

Kapseldurchbruch von Lymphknoten-Metastasen und Überlebenszeit 5
Kleines Mamma-Karzinom 17, 19
Klinisches Staging 72
Knochenmetastasen
- Strahlentherapie 48
- Therapie von 49
Kombinations-Chemotherapie des metastasierenden Karzinoms
- Allgemeinbefinden und Prognose 52
- Alter und Prognose 52
- freies Intervall und Prognose 52
- frühere Therapie und Prognose 52
- Metastasen und Prognose 52
- Remissionsdauer 52
- Remissionsraten 52
- Resultate 52
- Rezeptor-Status und Prognose 52
Kontralaterales Karzinom 16
Krankheitsstadien-Einteilung 1

L

Labelling-Index und Prognose 4
Latenz-Perioden des Karzinoms 71
LMF zur adjuvanten Chemotherapie 33, 37
Lokalrezidiv
- Bedeutung 74
- Cancer en cuirasse 74
- der Thoraxwand 74
- Exulcerationen 74
- und Prognose 74
- vs. occulte Metastasierung 73
Lumpektomie 19, 20, 21, 72
Lymphknoten, Barrierenfunktion 2, 3
Lymphknoten-Befall
- und Fernmetastasierung 27, 73
- und Gesamtüberleben 29
- und Prognose 4, 12, 71, 72
- und regionales Rezidiv 27
- und rezidiv-freies Überleben 28
Lymphknoten-Metastasen
- als Verlaufsindikator 76
- biologische Wertigkeit 76
- und Prognose 76
Lymphknotenrezidive, Strahlentherapie 49
Lymphonodektomie 24
- axilläre 22
Lymphovaskulärer Shunt 15

M

Maligne Lymphome, kurative Chemotherapie 29
Mammaria interna, Lymphknotenbefall 75
Mammille
- Biopsie 19, 21
Mammillenbefall und Risiko 18
Mammillenbeteiligung 16
Mammillärer Bereich und intramammäre Streuung 15
Mammographie 16
- und Risiko 18
Mastektomie
- mit Lymphonodektomie 72
- modifiziert-radikale 21
- Standardoperation 19
- subkutane 19, 21
Medroxyprogesteronazetat (MAP) 55
Megestrolazetat (MEGAZE) 55
Menopausen-Status und Prognose 6, 9
Metastasen
- occulte 17
- - und Hormonrezeptor 17
- - und Lymphknotenbefall 17
Metastasierendes Mamma-Karzinom, Therapie 51-69, 71
Metastasierung
- Fern- 1, 3, 15, 17
- lokoregional 1, 3

– lymphogen 15
– occulte Mikro- 27
– sekundär hämatogen 15
Metastasierungstyp und Prognose 6, 8
Metastasierungswege 2
Metergolin 12
Methotrexat beim metastasierenden Karzinom 51
minimal breast cancer 19, 23
Mitomycin-C beim metastasierenden Karzinom 79
Mitoxantrone beim metastasierenden Karzinom 79
Mortalität des Mammakarzinoms 27, 28
Multilokoläres Karzinom 15
Multizentrizität 15, 16, 22, 23, 24, 72
– und Risiko 18
Musculus pectoralis major 19, 22, 24

N

Nachbestrahlung 2, 3, 20, 22, 24
– Indikation 72, 73
– kardiale Nebenwirkungen 74, 75
– Lymphödem 75
– Nebenwirkungen 74
– pulmonale Nebenwirkungen 74
– Stellenwert 71
– und Lokalrezidiv 74
– und Tumorsitz 21
Nekrosen und Risiko 18

O

Östrogen
– beim metastasierenden Karzinom 53
– und Tumorwachstum 2
Östrogen-Rezeptor
– und Ansprechen auf Hormontherapie 55
– und Prognose 4, 6
Oncovin beim metastasierenden Karzinom 51
Operables Karzinom als disseminierte Tumorkrankheit 29
Operation
– brusterhaltende 71
– eingeschränkte 20, 21, 24, 72
– nach Chemotherapie 23
– nach Vorbestrahlung 23
– Radikal- 24
– Radikalität 72
– Standard- 21, 22, 24
– Umfang 19
– und Lymphknoten-Status 22
Operative Behandlung 15–25, 71
Ovarektomie und Hormonrezeptoren 52

P

Palpation axillärer Lymphknoten 72
Pancytopenie und Prognose 6
Parasternalregion
– Bestrahlung und Prognose 75
– Häufigkeit des Befalls 75
– Operation und Prognose 75
Perimenopausales Mamma-Karzinom und Prognose 9
Perimenopause und Rezeptor-Status 9
Prämenopause
– und familiäres Karzinom 9
– und Rezeptor-Status 9
– und Tumorwachstumsgeschwindigkeit 9
Prednison
– beim metastasierenden Karzinom 51
– und Überleben 39
– zur adjuvanten Hormontherapie 40
Primärtherapie 71
– lokoregionale 27
Primärtumor, Begriff des 15
Primärtumor-Therapie 17
Progesteron-Rezeptor und Prognose 4, 6
Prognose und Therapieentscheid 7
Prognosefaktoren 3, 71
– Einteilung 1
– im Frühstadium 1
– im Spätstadium 6
– im Terminalstadium 10
– und Krankheitsstadium 12, 13
– und Medikamentenwirkung 1
– und Tumorwachstum 1
Prognosegruppen metastasierender Mamma-Karzinome 6
Prognostic Score 5
Progredientes Karzinom und Operation 22
Prolactin
– und Chemotherapie-Ergebnisse 7, 12
– und Hormontherapie-Ergebnisse 12
– und Krankheitsstadium 11, 13
– und Prognose 6, 10, 11
– und Rezidiv 11
– und Risiko 18
– und Tumorstimulation 12
– und Tumorwachstum 3, 13
Prolactin-Rezeptor 12
Prolactin-Spiegel und Prognose 1
Proliferation und Risiko 18

Q

Quadranten-Resektion 19, 20, 72

R

Radikal-Operation 71
Remissionschancen 28
Retrobulbäre Metastasen, Strahlentherapie 49
Retrosternaler Lymphknotenbefall 75
Reversibilität und Krankheitsstadium 12
Rezeptor-Gehalt und Alter 5

Rezeptor-Status
– aus Metastasen 8
– und Prognose 5, 8, 71, 72
– und Überlebensrate 5
Rezeptor-Verarmung 55
Rezeptoren im Primärtumor, vs. in Metastasen 55
Rezidiv, lokoregionales 3, 17
Rezidiv-freies Überleben nach adjuvanter Chemotherapie 31, 32
Risiko-Merkmale 23
Röntgen-Kastration und Überleben 39

S

Segment-Resektion 19, 20
Subareoläre Bereiche und intramammäre Streuung 15

St

Stadieneinteilung 12
Standard-Operation 23
Strahlentherapie 45–50
– bei Ablatio simplex 47
– bei Tumorektomie 48
– des fortgeschrittenen inoperablen Karzinoms 48
– palliative 48, 49
– vs. Systemtherapie 73
Streuung
– intramammäre 15
– regionäre 15
– – und axilläre Lymphknoten 16
– – und Lymphabflüsse 16
– – und retrosternale Lymphknoten 16

T

Tamoxifen
– beim metastasierenden Karzinom 54
– Einfluß auf Östrogen-Rezeptoren 54
– kombiniert mit Ovarektomie 54
– Pharmakokinetik 53
– vs. Ovarektomie 54
– zur adjuvanten Hormontherapie 40
Thio-Tepa zur adjuvanten Chemotherapie 31
Tumorgröße
– und axilläre Metastasen 17
– und Gesamtüberleben 29
– und Multizentrizität 17
– und Prognose 71, 72
– und rezidivfreies Überleben 28
– und Risiko 18
Tumor-Proliferation und BPF 12
Tumorsitz und Risiko 18
Tumorstadium und Rezidivquote 27
Tumor-Wachstumsgeschwindigkeit und Prognose 6
Tumorzellmasse und Wirksamkeit von Cytostatika 2
Tylektomie 19, 20, 21

U

Überlebenschance
– Gesamt- 27
– – und Axillarbefall 27
– tumorfreie 27

V

Vindesine beim metastasierenden Karzinom 79
Vorbehandlung und Prognose 6

W

Wachstumsgeschwindigkeit und Prognose 8
Wachstumskontrolle durch Wirtsorganismus 2
Wechselwirkung Wirtsorganismus – Tumor 13
Weichteilmetastasen, Strahlentherapie 49
Wirbelmetastasen, Strahlentherapie 48

Z

Zellzahl und Zytostatika-Wirkung 3
Zytostatika-Kombinationen, nicht-kreuzresistente sequentielle 51
Zytostatische Therapie des metastasierenden Karzinoms 51, 52, 60–66